Resan ur den destruktiva relationen

Resan ur den destruktiva relationen

Att vara ett stöd för sig själv eller någon annan

Av Alicia Lundberg

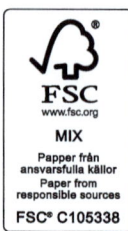

© Alicia Lundberg 2023
Förlag: BoD – Books on Demand, Stockholm, Sverige
Tryck: BoD – Books on Demand, Norderstedt, Tyskland
ISBN: 978-91-8080-436-3

Innehållsförteckning

Inledning

»Varför går du inte bara?« är en vanlig fråga som omgivningen ställer till den som lever i en destruktiv relation. Det kan kännas logiskt att tänka att den som blir kritiserad, förminskad eller till och med slagen i en relation ska lämna personen som beter sig illa. Förvirring och frustration uppstår när personen i relationen stannar kvar. Det är svårt att bryta sig loss från en sådan här relation och det finns psykologiska förklaringar till varför det är det. Den här boken rustar dig för att bli ett följsamt stöd för någon i processen att lämna en destruktiv relation. Boken riktar sig lika mycket till dig som själv lever i en destruktiv relation som till dig som stöttar någon som gör det, exempelvis en vän, anhörig, kollega eller en klient som du möter i ditt yrke. Genom lättillgängliga fakta och personliga berättelser som levandegör hur det kan vara att leva i och lämna en destruktiv relation får du kunskap om den speciella dynamik som kännetecknar relationen. Du lär dig också att identifiera hur redo, eller inte redo, du själv eller den du stöttar är att lämna relationen och får förslag på hur du kan stötta processen att bryta upp. Förslagen baseras hela tiden på ditt eller personens beredskap att genomföra förändringar vilket skapar bra förutsättningar för att det du gör blir hjälpsamt.

Att befinna sig i eller vid sidan av en destruktiv relation är ingen enkel sak. Det är energikrävande, förvirrande och till och med, i olika grad, farligt. Så låt oss bli det bästa stöd vi kan vara för den som befinner sig i den här situationen.

– Alicia Lundberg –

Om den här boken

I boken används begreppen destruktiv, osund eller skadlig relation. Med det syftas här på en relation där den ena personen utövar våld, i någon form och i någon skala. Partnern som utövar våldet benämns på lite olika sätt, men ofta som personen eller partnern med kontrollbehov.

Jag som skriver detta verkar under pseudonymen Alicia Lundberg. Jag är sedan tidigare författare till boken *Perfekt på ytan defekt inuti* och jag driver även hemsidan www.giftigarelationer.com. I den boken och på hemsidan är mitt huvudsakliga fokus den narcissistiska personens beteendemönster. Partnern som trycker ned, förminskar och utövar känslomässig eller fysisk misshandel kan naturligtvis passa in i den beskrivning som man förknippar med narcissister, eller för den delen någon annan personlighetsstörning, men måste inte nödvändigtvis göra det. Därför har jag i den här boken valt att inte begränsa den destruktiva relationen kring att handla om någon särskild personlighetstyp.

Förutom den research som jag hänvisar till i boken har jag i skrivandet använt mig av min egna erfarenhet av att ha lämnat en destruktiv relation och av att ha stöttat andra i samma process. För bokens räkning har jag även intervjuat två kvinnor samt en man som vet hur det är att leva i och lämna destruktiva relationer. Jag har också intervjuat en mamma som har hjälpt sin dotter på samma resa, en kvinnojour och en stödperson som möter både män som har varit utsatta för våld och män som själva utövar våld. Alla intervjuade utom en, Lena, har valt att medverka i boken under fingerat namn. Detaljer och omständigheter i berättelserna har i vissa fall ändrats i syfte att skydda de intervjuades identitet.

Hur du använder boken

Boken består av tre kapitel:

→ Det första kapitlet ger dig som läsare kunskap om det typiska mönster som kan ses i destruktiva relationer.

→ I det andra kapitlet får du veta mer om varför det är så svårt att lämna relationen. Du lär dig också identifiera hur redo, eller inte redo, personen i relationen är att genomföra en förändring och lämna.

→ I det tredje kapitlet får du konkreta förslag på hur du kan stötta dig själv eller någon annan i att lämna en destruktiv relation. Förslagen baseras hela tiden på ditt eller personens beredskap att ta steg i riktning mot att lämna.

I slutet av boken hittar du checklistor som i sin komprimerade form kan bidra till att identifiera en destruktiv relation och synliggöra de känslor som håller en kvar i relationen. I slutet av boken hittar du även en sammanställning av resurser, i den får du veta vart du kan vända dig för att få stöd samt inspiration till ditt fortsatta kunskapssökande.

Ett avsnitt i kapitel tre riktar sig specifikt till dig som lever i en destruktiv relation och ett annat till dig som stöttar någon som gör det. Välj det avsnitt som passar just din situation.

Ett tips är att sätta den här boken i händerna på någon som behöver den. Om du är i en destruktiv relation, låt någon som står dig nära läsa boken. Det kan eventuellt ge personen insikter som hjälper henne eller honom att stötta dig bättre. Om du vill vara ett stöd för någon som befinner sig i en destruktiv relation, be henne eller honom läsa boken. Det kan öppna upp för samtal om hur du kan stötta på bästa sätt.

Nu börjar vi resan!

Den destruktiva relationen

Mönster i relationen

Vad är en destruktiv relation? För att försöka oss på en definition av det i den här bokens kontext så ska vi faktiskt börja i den andra änden och utforska vad en sund relation är.

I en sund relationen vill man varandra väl och visar det i både ord och handling. Kärleken och värmen från partnern i den sunda relationen är stabil. Man kan visa sig stark och sårbar och dela tankar och planer för framtiden utan rädsla för att bli straffad, hånad eller ifrågasatt. En sund partner blir inte arg och kontrollerande när man delar med sig av sitt innersta. I den sunda relationen kan man i grund och botten känna sig trygg och älskad som man är. Och även om man ingår i en tvåsamhet så är individerna i den fria att göra saker på egen hand och för egen skull.

Den destruktiva relationen är i mångt och mycket den sunda relationens motsats. I den destruktiva relationen kan man också, bitvis, känna sig glad, trygg och älskad *men* problemet är att det inte är stadigvarande. Kärleken är inte stabil och reglerna för vad som gäller ändras ständigt. Endera dagen kan man visa upp vem man är och dela erfarenheter och framtidsdrömmar med sin partner medan man andra dagar blir straffad av sin partner när man försöker göra om samma sak. För att bringa mer klarhet i vad en destruktiv relation är ska vi djupdyka i det mönster som är typiskt för relationen. Det grundläggande mönstret i den destruktiva relationen handlar om tre beteenden som en person agerar ut mot sin partner. Dessa är: kontroll, isolering och växelvis värme och kyla.

Kontroll

Personen med det dysfunktionella beteendemönstret vill kontrollera sin partner. Det sägs sällan rakt ut men det visas i ett beteende som ageras ut på olika sätt. Till exempel kan personen med kontrollbehov bli sur när partnern ska träffa vänner eller familj. Han eller hon kan också anklaga partnern för att ha klätt sig för utmanande eller konfrontera partnern om hon eller han pratar med personer av det andra könet. Det är vanligt att beteendet växlar upp snabbt. Eventuellt utdelas det första slaget men det kan också stanna vid psykiskt våld som blir grövre med tiden. Partnern som blir utsatt börjar snart vänja sig vid personens nyckfulla beteende och anpassar sig för att undvika bråk. Anpassningen är inte likställd med att man tycker att det som händer är okej. Men gränserna för vad man accepterar och inte accepterar förskjuts gradvis och saker som någon aldrig skulle ha tolererat i början av ett förhållande blir efter ett tag en del av vardagen. Den här gradvisa processen att vänja sig vid våldet benämns ofta som normaliseringsprocessen.

Isolering

Partnerns nära och kära upplevs i regel som ett hot av personen med kontrollbehov. Det kan bottna i att personen vill ha full förfoganderätt över partnerns tid. Det kan också handla om att den kontrollerande personen inte vill att omvärlden ska ha insyn i relationen – och det med all rätt. Genom att bli sin partners enda referensram får personen med kontrollbehov enklare att göra om verkligheten så att den passar honom eller henne. Om omgivningen får syn på vad det är som pågår kan de ju också hjälpa partnern att påbörja en frigörelseprocess. För att undvika detta ser alltså personen till att isolera sin partner. Vanliga sätt att isolera en partner är att skapa osämja i partnerns andra viktiga relationer. Till exempel genom att baktala andra eller skapa bråk. Personen med kontrollbehov kan också ställa ultimatum och tvinga sin partner att välja mellan honom eller henne och andra relationer av betydelse. Att ta kontroll över partnerns ekonomi, mobil eller dator är indirekta sätt att isolera henne eller honom.

Växelvis värme och kyla

»Jag hoppas du dör.«
»Du är mitt allt, jag älskar dig mer än livet.«

»Det är bäst för dig att vi inte träffas för då vet jag inte vad jag tar mig till.«

14

»Jag måste få träffa dig nu, jag saknar dig så!«

»Du är världens bästa mamma.«
»Jag ska se till att få ensam vårdnad, för vårt barn ska inte ha en hora som dig till mamma.«

Så här kan det låta i den destruktiva relationen. Pendeln far fram och tillbaka mellan kärlek och hat. Men det behöver inte vara så dramatiska svängar som i de här exemplen. Pendelns rörelse kan vara mycket mer subtil och skiftet mellan varmt och kallt yttra sig genom kroppsspråk och humörsskiftningar hos personen med kontrollbehov. När partnern går personen till viljes är det frid och fröjd. Då kan han eller hon vara kärleksfull och uppvisa ett gott humör. Men när reglerna som personen har satt upp för sin partner inte följs kommer vreden och empatilösheten fram. Personen med kontrollbehov visar då tydligt att något är fel. Kylan har ett syfte och det är att få partnern att korrigera sitt beteende. Genom att växelvis använda sig av kärlek och kritik belönar den kontrollerande personen önskvärda beteenden hos sin partner och straffar oönskade. Man skulle kunna säga att en person med det här beteendet formar sin partner till att bete sig som han eller hon önskar och vill.

Successivt bryts försvaret ned hos den som blir matad med negativa budskap. Isoleringen förstärker känslan av att världen ser ut den kontrollerande personen säger och gradvis börjar man se sig själv och världen med hans eller hennes kritiska ögon. Från det är steget inte långt till att man börjar ifrågasätta sig själv. Man kan tänka: »det klart att han skäller på mig, jag är ju inget värd« eller »det är sant som hon säger, ingen skulle tro mig om jag berättar hur det är«. Att bli kontrollerad, isolerad och behandlas med växelvis värme och kyla är en starkt nedbrytande process.

Jakten på harmonin

Som partner läser man av den kontrollerande personens signaler som säger att man måste ändra på sig för att få tillgång till den kärleksfulla famnen. Med ett öga fäst på honom eller henne anpassar man sitt beteende för att se om det man gör är »rätt« eller »fel«. Om man lyckas med bedriften att vara, göra, tänka och känna »rätt« belönas man med kärlek och/eller slipper bråk. Det här mönstret, att en person med hjälp av av- och påknappen styr vad man ska känna och göra, är förödande för självkänslan. I strävan efter att vara rätt enligt någon annans måttstock går det fort att tappa bort sig själv.

Att känna värme och kärlek ena stunden för att i nästa bli bemött med kyla och förakt skapar en inre stress hos den som utsätts. Felsökningen börjar. Vad gjorde jag för fel? Vad hände? Sa jag för mycket? Borde jag ha gjort annorlunda? När man hamnat ute i kylan kan man känna en oro och en rädsla att inte få komma in i värmen igen. Ett sätt att hantera denna ångest kan vara att själv utöva kontroll – att kontrollera den som kontrollerar. Genom att befinna sig i närheten av sin partner vill man säkerställa att inga fel begås som kan leda till otrevligheter. Man tillrättalägger och hyschar barnen för att partnern vill ha lugn och ro eller gömmer undan alkoholen eftersom partnern blir aggressiv när han eller hon dricker. Att själv kontrollera den kontrollerande personen kan vara en strategi man tar till för att försöka bevara harmonin i relationen.

I den destruktiva relationen blir kärleken till en åtråvärd trofé som hela tiden ska förtjänas. Det här gör jakten på harmonin till en beroendeframkallande loop.

Om våld

Det beteendemönster som personen med kontrollbehov agerar ut i relationen är våld. På Socialstyrelsens hemsida beskrivs våld som ett mångtydigt begrepp som kan definieras på olika sätt: »Det kan handla om brottsliga gärningar som fysiskt våld och sexuella övergrepp. Våld kan också vara handlingar som enligt rådande lagstiftning inte definieras som brott, men som sammantaget kan skapa ett mönster av utsatthet.«

Exempel på olika former av våld:

Fysiskt våld. Kan vara knuffar, att bli fasthållen, dragen i håret, slagen eller sparkad.

Sexuellt våld. Våldtäkt eller andra påtvingade sexuella handlingar, alternativt sexuella handlingar som den utsatte inte vågar säga nej till, räknas till sexuellt våld.

Psykiskt våld. Direkta eller indirekta hot eller förlöjligande. Nedvärderande, kritiserande uttalanden. Svartsjuka och kontrollerande. Att bli utfryst. Även våld eller hot om våld mot husdjur kan räknas till den psykiska utsattheten. Det psykiska våldet lämnar inga synliga spår och kan utövas på subtila sätt vilket gör det svårt att ringa in och greppa. Men det psykiska våldet är långt ifrån ofarligt eller harmlöst. Tvärtom beskrivs det många gånger som det våld som det tar längst tid att återhämta sig från.

Social utsatthet. Frihetsinskränkning genom isolering innebär till exempel att bli hindrad från att träffa släkt och vänner eller att delta i sociala aktiviteter.

Materiell eller ekonomisk utsatthet. Personliga tillhörigheter slås sönder eller förstörs avsiktligt. Kan även innebära att en part i en nära relation förmås skriva under papper som får negativa konsekvenser för densamme.

Utsatthet på grund av beroendeställning. Människor som är beroende av andra personer för vård och omsorg kan utsättas för vanvård eller försummelse. Det kan handla om undanhållande av medicin eller att inte få tillräckligt näringsriktig kost.

Vad våldet handlar om och vilken form det tar kan alltså variera. Ofta varvas olika sorters våld i en och samma relation.

Eftervåld

Även om en destruktiv relation tar slut så är det inte säkert att våldet upphör. Eftervåld är en relativt ny term som omfattar det våld som riktas mot en före detta partner som i relationen har utsatts för våld eller övergrepp. Att bli utsatt efter en separation kan vara lika hemskt som när man fortfarande var kvar i relationen.

Eftervåld kan till exempel yttra sig genom:

Hot. Expartnern kan hota med olika saker. Med hämnd, med att skada sin före detta, gemensamma barn, husdjur eller sig själv.

Smutskastning. Expartnern kan sprida rykten, lögner eller prata illa om sin före detta partner. Expartnern kan också försöka komma i kontakt med sin före dettas vänner, familj, nya partner eller arbetsplats för att försöka få henne eller honom att framstå i dålig dager.

Använda barnen för att hämnas. Expartnern kan prata illa om eller nedvärdera sin före detta inför gemensamma barn och försöka vända dem emot henne eller honom. Expartnern kan också hota med att göra illa barnen eller försöka få vårdnaden om dem.

Fysiskt våld. En expartner med ett destruktivt beteendemönster kan bli mer aggressiv och farlig vid en separation. Personen kan då ta till fysiskt våld. I den grövsta av former kan dödligt våld förekomma.

Ekonomiskt våld. Expartnern kan försöka lura sin före detta på pengar eller vägra lämna tillbaka eller dela upp bohag.

Förföljelse. Expartnern kan sms:a, maila och ringa konstant samt söka upp sin före detta trots att hon eller han inte vill ha kontakt.

Hämndporr. Expartnern kan sprida privata sexbilder eller filmer på sin före detta i syfte att hämnas.

Att göra motstånd

I det begränsade handlingsutrymme man har i en destruktiv relationen gör man ofta motstånd mot våldet genom vad som kan tyckas vara små handlingar. De här handlingarna är enligt psykologen Allan Wade (2014) viktiga att uppmärksamma och belysa. Det är nämligen en frisk reaktion i en sjuk situation. Uttrycket »small acts of living« handlar om de små subtila handlingar vi människor gör för att bevara värdigheten och självrespekten i en för övrigt ovärdig situation. Den som utsätts för våld kan till exempel vägra att visa känslor för förövaren. Man håller tillbaka sin rädsla, vägrar gråta, vägrar böna och be och visar upp en passiv orubblig yta för att inte »sälja sin själ«. Kanske spottar man i partnerns mat när han eller hon inte ser det eller vägrar göra saker som partnern vill att man ska göra. Man kan käfta emot eller slå tillbaka. Man kan också göra som man blir tillsagd men göra det med dramatiska yviga gester för att verkligen visa sitt ogillande. Det här är att göra motstånd. Motstånd kan även handla om att man tänker onda tankar om den som förtrycker.

Utifrån sett kan det vara svårt att uppfatta att dessa saker handlar om att göra motstånd. Handlingarna i sig kan verka små och bagatellartade men i den kontext de utförs i, där handlingsutrymmet är begränsat och den som utsätts är förtryckt, krävs det väldigt mycket mod och styrka för att genomföra dem. Det är ett sätt att hantera det man är med om och ett sätt att bevara självrespekten. Handlingarna eller tankarna som är riktade mot personen som förtrycker är ett svar på våldet.

Tvivel och att lägga pusslet

Trots att man med hjälp av fakta kan se att en persons beteende stämmer överens med det dysfunktionella beteendemönster vi just har gått igenom så kan det fortfarande vara svårt, rent känslomässigt, att ta in att det är våld. Att man inte blir slagen eller att man har hört om andra som har det mycket värre än man själv, kan göra att man tror att det man själv upplever inte räknas. Man kan ifrågasätta tanken på våldet. Har inte alla människor fel och brister? Går inte alla relationer upp och ned? Det är kanske inte så illa ändå?

Visst kan alla relationer ha sina tuffa perioder. Kriser av olika slag kan pröva oss som människor och leda till att vi tillfälligt kommer ur kurs. Men kriser till trots så bär ändå var och en av oss ett ansvar för hur vi beter oss mot andra. Att komma till insikt om och korrigera vårt beteende när vi är fel ute är nödvändigt om vi ska behålla våra relationer. Men i den destruktiva relationen sker inte den här korrigeringen av beteendet. Övertrampen är inte ringa eller tillfälliga och eventuella ursäkter stannar vid ord som inte följs upp med handlingar, i alla fall inga handlingar som håller i sig över tid. Att inse att beteendet hos personen med kontrollbehov handlar om ett mönster kan vara svårt och ta tid. Det kan liknas vid att lägga ett pussel. Bit ska läggas till bit och ibland är det inte förrän vi lägger ned den sista pusselbiten som vi, på riktigt, kan se vad pusslet föreställer.

Svart på vitt, statistiken

Med hjälp av statistik och forskning kan vi få en bild av hur vanligt förekommande våld i nära relationer är och hur våldet ser ut ur ett samhällsperspektiv.

Kvinnor överrepresenterade i statistiken. Enligt undersökningen »Våld och hälsa – En befolkningsundersökning om kvinnors och mäns våldsutsatthet samt kopplingen till hälsa« (NCK, 2014) hade 14 procent av kvinnorna och 5 procent av männen någon gång efter 18 års ålder blivit utsatta för fysiskt våld eller hot om fysiskt våld i en pågående eller avslutad parrelation.

Psykiskt våld det vanligaste. 20 procent av kvinnorna och 8 procent av männen uppgav i NCK:s undersökning (2014) att de utsatts för upprepat och systematiskt psykiskt våld av en nuvarande eller tidigare partner. Cirka 7 procent av kvinnorna och 1 procent av männen hade någon gång efter 18 års ålder blivit utsatta för sexuellt våld av en nuvarande eller tidigare partner.

Skillnader mellan kvinnor och mäns utsatthet för våld. Nationellt centrum för kvinnofrids (NCK) hemsida redogör för hur kvinnor och män utsätts för våld i nära relationer. Rent generellt är män mer utsatta för våld än kvinnor men det våldet sker oftare i offentliga miljöer och mer sällan i nära relationer. I nära relationer är kvinnor mer utsatta än män. Svensk och internationell forskning visar att grovt och upprepat våld i heterosexuella parrelationer i de flesta fall handlar om mäns våld mot kvinnor. Män är också utsatta för våld av partners och andra familjemedlemmar men i studier där män och kvinnor rapporterar lika stor utsatthet för våld kan man se att det rör sig om olika typer av våld. Kvinnor blir oftare utsatta för grövre, upprepat och kontrollerande våld från en partner medan män oftare blir utsatta för lindrigare former av våld från en partner.

Mörkertalet stort. Merparten polisanmäler inte brott begångna i nära relationer. En kartläggning från Brå[1] (2012) visar att endast 3,9 procent av dem som blev utsatta för brott i en nära relation polisanmälde händelsen. Den vanligaste orsaken till att inte polisanmäla är att man betraktar händelsen som en småsak.

Många barn i Sverige upplever våld i sin vardag. I en undersökning av Brå (2014) uppskattades att 150 000 barn bor i hushåll där det förekommer våld. Att barn far illa av våld vet vi. Det finns också tydliga tecken på att våldet kan överföras mellan generationer och skapa psykiska problem i vuxenlivet.

Dödligt våld. Den mest extrema formen av våld är det dödliga våldet. Enligt statistik från Brå miste 19 personer livet 2021 till följd av dödligt våld där offer och förövare hade en parrelation vid tidpunkten för brottet eller tidigare. Av dessa var 15 kvinnor och 4 män.

Samhällets ansvar för våldsutsatta kvinnor. Våld i nära relationer klassas som ett samhällsproblem. 2015 beslutade regeringen om en nationell strategi för att förebygga och bekämpa mäns våld mot kvinnor. Det övergripande målet för strategin är att mäns våld mot kvinnor ska upphöra och att bägge könen ska ha samma rätt till kroppslig integritet. Genom att, inom samhällets alla områden och verksamheter, synliggöra våldet och förebygga det arbetar man för att nå det här målet.

---

1 Brottsförebyggande rådet.

Kvinnor utsatta för psykiskt våld

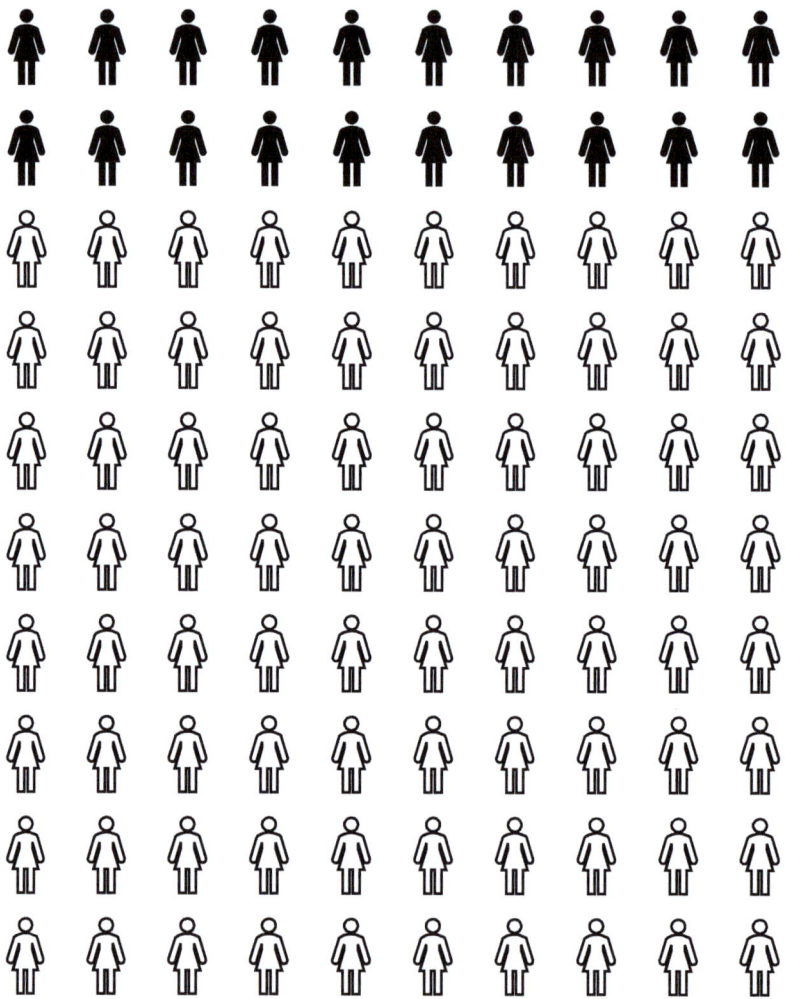

I en undersökning genomförd av NCK (2014) uppgav 20 procent av kvinnorna att de hade utsatts för upprepat och systematiskt psykiskt våld av en nuvarande eller tidigare partner.

Män utsatta för psykiskt våld

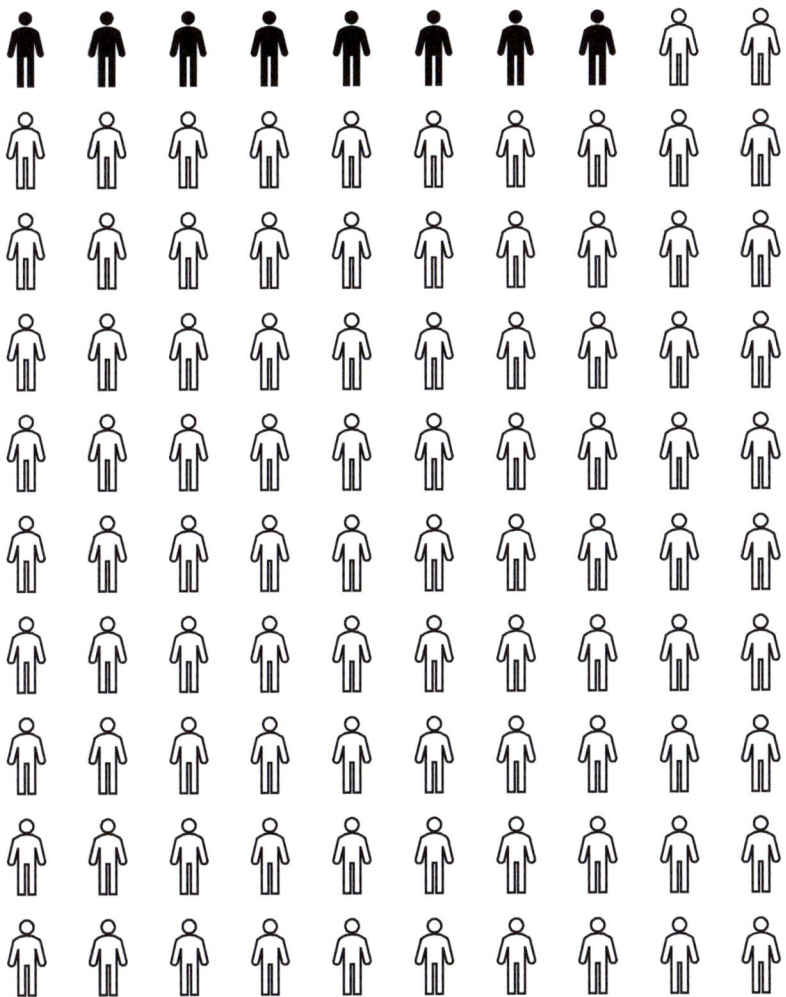

8 procent av männen uppgav i samma undersökning (NCK, 2014) att de hade utsatts för upprepat och systematiskt psykiskt våld av en nuvarande eller tidigare partner.

Om att möta män som utövar våld

Socialtjänsten samverkar med olika resurser i samhället för att stoppa våld i nära relationer. I en sådan verksamhet belägen i mellersta Sverige har man samlat resurser för att möta kvinnor, män och barn i familjer där det förekommer våld. Inom denna verksamhets väggar kan familjerna få samtalsstöd, bearbeta vad man har varit med om och få stöd i möten med polis, socialsekreterare, hos familjerätten eller på rättegångar. Här kan den som utövar våld också få hjälp att hitta nya strategier för att hantera sina känslor. I den här verksamheten arbetar Mats med att möta upp pappor och män i behov av varierande stöd.

Av de cirka 50-70 män som Mats träffar på ett år är de allra flesta våldsutövare. En gemensam nämnare Mats ser hos dem är att de känner svartsjuka och har svårt att hantera sina känslor och tankar. De här männen kommer ofta i kontakt med verksamheten på initiativ av socialtjänsten. Det typiska är att männen kommer till Mats på ett tiotal enskilda samtal under en period om fyra till sex månader. Mats, som har en bakgrund som familjebehandlare, ger männen samtalsstöd enligt en metod som kallas för Alternativ till våld, ATV. Samtalens syfte är att individen ska sluta använda våld och utveckla sin förmåga att lösa konflikter mer konstruktivt i sina nära relationer. De första samtalens fokus är att skapa en medvetenhet hos mannen om de inre signalerna som förebådar våldet och att lära mannen att dra sig ur, låta bli eller avbryta våldssituationer. Därefter går samtalen ut på att få mannen att inse att han har valt våldet som ett av flera möjliga sätt att agera och att det därmed har funnits en medveten avsikt med våldet. Förhoppningen är att mannen ska inse att han helt och fullt bär ansvaret för våldet. Samtalen syftar också till att medvetandegöra att det finns fler sätt att agera på än våld och att träna på att kommunicera och visa respekt i situationer som mannen upplever är svåra att hantera. Att skapa insikt om orsakerna till våldet och hur det hänger ihop med mannens övriga liv är också steg i processen.

»Relativt ofta bär de här männen på en egen psykologisk ryggsäck som de inte har bearbetat och som de har svårt att förhålla sig till.«

De sista samtalen enligt ATV belyser konsekvenserna av våldet. Männen får ta partnerns och barnens perspektiv och försöka leva sig in i deras situation. Den här sista fasen i metoden som handlar om att männen ska inse hur våldet har påverkat andra är en viktig del för att de ska undvika att ta till våld igen. Genomgående under samtalen får mannen också träna på att hitta alternativa sätt att tänka och hantera sina känslor på.

»Vi avslutar stödet när männen själva vill eller ibland i samförstånd. De här männen vill ofta bli »klara« med behandlingen men enligt mig är man aldrig färdig. Man behöver hela tiden tänka på sina beteenden och de alternativ man har i varje given situation.«

Enligt Mats finns det mer att önska kring uppföljningar som visar hur väl metoden faller ut och om männen verkligen upphör med våldet efter behandlingen. De uppföljningar som redan har gjorts är svåra att dra några sanningar av.

»Främst beror det på att utövaren och de som utsätts för våldet har olika syn. Det är inte heller alltid som det är möjligt att få kontakt med partnern och få del av dennes syn på situationen. Enligt en norsk studie så avtar det fysiska våldet nästan alltid efter en behandling men jag tänker att det psykiska våldet är lika illa det. Det är på gång flera studier och uppföljningar om våldsutövare.«

Magkänslan, din bästa vän

I den destruktiva relationen är det vanligt att man förtränger saker som händer. Som partner förvisar man obehagliga händelser till sitt undermedvetna och snart känns minnet av det inträffade surrealistiskt, som om det hände någon annan eller inte alls. Det här sättet att hantera det man utsätts för syftar till en och samma sak. Det handlar om psykologisk överlevnad. Genom att hålla det man vet, rent logiskt, på en armlängds avstånd försöker man skydda sig själv från smärtan som det innebär att ta det till sig. Om man inbillat sig eller missförstått situationen blir det hemska möjligtvis en aning mindre hemskt. Men även om det kan vara svårt att ta in att man skulle vara utsatt för våld så vet eller känner man när man blir illa behandlad. Om inte annat så vet kroppen det hjärnan för tillfället inte förmår ta in. Migrän, låsningar i rygg och nacke, magproblem, sömnsvårigheter och ångest är vanliga symptom på den stress som det innebär att vara i en osund relation. Långvarig och svår stress kan till och med leda till utvecklandet av allvarligare sjukdomstillstånd såsom hjärtproblem och posttraumatiskt stressymptom. Det är ingen underdrift att det är kostsamt för hälsan. Kanske har du »bara« din egna dåliga känsla att gå på när det gäller den här relationen men avfärda inte de små signalerna alltför lättvindigt. Den tveksamhet du känner, den olustiga känslan, oron och frustrationen – det är din magkänsla. Oavsett om du befinner dig vid sidan av relationen eller mitt uppe i den så är den din absolut bästa vän. Känns den här relationen inte helt bra, så är den med största sannolikhet inte det. Det är åtminstone värt att utforska innan du avfärdar signalerna som inbillning.

Berättelser om att leva i en destruktiv relation

Du kommer nu få möta Lena, Emma och Erik och ta del av deras berättelser om att leva i destruktiva relationer.

Lena

Lena är 62 år, bor i Stockholm, har två vuxna barn och arbetar som PR-ansvarig på ett större företag. I flera år levde Lena i ett av och på-förhållande med en man som utsatte henne för psykiskt våld.

»Han ligger bredvid dig i sängen med varm blick och mjuka händer och säger att han älskar dig, bara för att en stund senare bli alldeles mörk i ögonen och felaktigt anklaga dig för någonting du ska ha gjort eller klandra dig för något du underlåtit dig att göra. Nästa dag funderar du på hur samma person som i går sa att han ville dela sitt liv med dig nu står och vrålar att du ljuger, är elak och fruktansvärt opålitlig. Och hur han som i går varsamt smekte dig till sömns i dag håller fast dig hårt och knuffar dig och samtidigt skriker att du är en sjuk människa som aldrig kommer få uppleva kärlek.«

Så här inleder Lena Bivner sin självbiografiska bok *Helvetet jag kallade kärlek*. Boken handlar om Lenas fleråriga relation med en man som utsatte henne för psykisk och i viss mån även fysisk misshandel. När Lena inledde affären med Peter, som hon kallar honom för i boken, var Lena nyskild och hennes två barn befann sig ännu i skolåldern. Relationen med Peter utvecklades till en himlastormande förälskelse full av passion. Men det fanns en baksida. Peter var snarstucken och lättkränkt och hans ombytliga humör gjorde Lena spänd. Om Peter inte fick hundraprocentig uppmärksamhet i alla sammanhang, till exempel när de träffade Lenas vänner, blev han sur och gick.

»Peter kändes skör på något sätt, som en liten pojke. Det skrämde mig lite i början men samtidigt trodde jag att förhållandet skulle stanna vid en sommarförälskelse.«

En kort tid in i relationen började Peter visa ogillande över Lenas umgänge. Varje gång hon nämnde sina vänner eller träffade dem blev Peter avvisande eller startade gräl. Lena som är en social person kände att hon blev isolerad.

»Han krävde att vi skulle vara tillsammans i stort sett varje dag som vi inte hade barnen. Det fanns inget utrymme för mig att träffa andra.«

För att slippa bråk började Lena träffa sina vänner i smyg de veckor hon hade hand om barnen, för det var de enda tillfällena som Peter inte hade koll på henne.

»Det blev ju en väldigt liten värld för mig. Jag kommer ihåg att jag tidigt in i relationen satt med en klok kompis och hon sa 'Det låter som att han är en energitjuv. Du borde läsa boken *Men jag då.*[2] Och jag gick och köpte den där boken och kände – men gud, det är ju verkligen Peter.«

---

2 Hotchkis, Sandy. (2002). *Why is it always about you? The seven deadly sins of narcissism.*

Den starka passionen gjorde ändå att Lena stannade kvar i relationen.

»Hade jag inte varit så förälskad som jag var hade jag ju brutit med honom, då hade jag bara gått.«

Den barnfria veckan fick Peter Lenas fulla uppmärksamhet men Peters lynnighet lät sig ändå inte tyglas. Han kunde säga i telefonen att han längtade efter att ses men när de väl sågs så kunde han vara avvisande. När Lena frågade vad det var svarade han »men att du bara frågar vad det är visar hur lite du kan om kärlek och relationer.« Just den meningen var en giftpil som träffade en öm punkt hos Lena.

»Jag hade ju öppnat upp för Peter och berättat att jag hade en frånvarande pappa. Det där tryckte han på hela tiden: 'Du har ju en frånvarande pappa och därför vet inte du hur man lever i en kärleksrelation' och jag tog åt mig.«

Lena som själv funderat mycket på hur det påverkat henne att växa upp med en frånvarande pappa ifrågasatte sig själv. Var det sant som Peter sa att hon inte visste vad äkta kärlek var? Tidigt in i relationen hade hon även anförtrott sig till Peter om orsaker som lett fram till hennes skilsmässa.

»Peter sa: 'Du ser ju din relation med ditt ex, han har ju inte visat någon kärlek till dig heller. Han har ju bara jobbat. Du förstår inte vad kärlek är.' Han inbillade mig att det var mig det var fel på. Jag stoppades hela tiden upp av det där. Jag tänkte att jag måste göra saker bättre, att det var mig det var fel på. Han gröpte ur mitt självförtroende och min självkänsla och tryckte på punkter som redan var lite smått ömma. Han visste ju precis vad han skulle trycka på.«

Peter var tydlig med att Lena inte levde upp till de förväntningar som han hade på en partner. Bland annat ville han att Lena skulle säga att hon älskade honom. Även om passionen var stark så kände Lena inte att hon kunde älska någon som hon samtidigt kände sig rädd för.

»För att kunna älska någon behöver man känna sig trygg med personen. Det ska kännas bra, som en bästa vän, och det gjorde det inte med Peter.

28

Jag tänkte att det var mig det var fel på som kände som jag gjorde, så då sa jag att jag älskade honom utan att egentligen mena det.«

Peter målade också upp en bild för Lena av att ha upplevt fantastiska kärleksförhållanden innan henne. Det var särskilt en kvinna som han hade levt med som han pratade varmt om. Deras relation fick statuera exempel för hur ett kärleksfullt förhållande skulle vara och kännas.

»Jag minns att jag frågade honom varför det tog slut mellan dem efter bara nio månader. 'Äh men vi var så olika' svarade han då.«

Senare, när Lena hade lämnat Peter och skrivit boken om deras förhållande, kom Lena i kontakt med den här kvinnan som Peter ofta hade refererat till.

»Hon läste min bok och hörde av sig. Hon hade känt igen sig i mycket av min berättelse och bekräftade att det var precis så hon också hade upplevt att det var att leva med Peter. Jag fick även veta att det var hon som hade lämnat Peter för att han var helt omöjlig att leva med.«

Men där och då, ännu i relationen, tog Lena på sig skulden för konflikterna som uppstod. Hon köpte Peters version av att det var hon som var den felande länken. Att det var hon som inte visste vad kärlek var och hur man skulle bete sig i en relation.

»Jag tänkte att han kommer att hitta en ny kvinna som han kommer ha det jättebra tillsammans med om jag lämnar och att jag därmed måste kämpa lite till.«

Lena försökte vara lyhörd inför Peters behov, anpassa sig och vara till lags.

»Jag lärde mig snabbt att aldrig ifrågasätta det han sa. Jag skulle bara prata om hur fin han var och hur mycket jag älskade honom, då var allting bra. Vi kunde aldrig diskutera något. Om Peter till exempel anklagade mig för att inte komma i tid och jag påpekade att han också hade varit sen i förra veckan så skrek han oftast att jag skulle hålla tyst. Eller så bad han mig att dra eller hotade med att dra själv.«

Att Peters behov hade företräde i alla frågor drabbade Lenas barn.

»Peter sa att det var fel på mina barn, och efter ett tag trodde jag ju honom och började skälla på dem.«

Peter ansåg sig också äga tillträde till Lenas kropp när helst han önskade och ville.

»Han ville alltid ha sex och om jag någon gång sa att jag inte orkade, kunde han vara sur i dagar. Det här blev till ett helvete när vi tog steget och flyttade ihop, då tvingades jag ha sex minst en gång per dygn.«

Men mellan grälen var Peter snäll och kärleksfull. Passionen fanns där sida vid sida med allt det där som skavde.

»Livet blev en berg-och-dalbana. Ömsom passion, ömsom vrede och ilska.«

Lena liknar den anpassning som man gör i en destruktiv relation vid att spela på en enarmad bandit.

»Varannan gång jag stoppar i myntet blir det utdelning och den spända stämningen försvinner och när jag förlorar så tänker jag att nästa gång, nästa gång, då kommer han att bli så där kärleksfull som han kan vara. Det är det där oförutsägbara, du vet aldrig när han kommer vara snäll och du nöjer dig med mindre och mindre. När han har varit elak så känns det som att han är snäll när han egentligen bara är relativt snäll. Det är normaliseringsprocessen. Du vänjer dig vid hur han förhåller sig till dig och du går med på mer och mer och behöver allt mindre för att känna att han nog älskar dig i alla fall.«

Emma

Emma är i 40 års åldern, trebarnsmamma och bor i en medelstor stad i Sverige. Emma träffade sin blivande man Henrik som ung och de levde tillsammans i nitton år. Det är först när relationen tog slut som Emma insåg att den varit destruktiv.

När Emma och Henrik träffades var de i tjugoårsåldern. Förhållandet fick en rivstart, efter bara två veckor flyttade Emma in hos Henrik.

»När vi träffades var han en rolig, lättsam kille som jag föll för. Han hade precis flyttat hemifrån och det föll sig naturligt att jag flyttade hem till honom eftersom jag ändå var där så mycket.«

Till en början var allt väldigt enkelt. Henrik var snäll och omtänksam och kom bra överens med Emmas vänner. De första åren tillsammans studerade de båda två.

»På min utbildning fanns möjligheten att läsa en termin utomlands, vilket jag tänkt att jag skulle göra. När det kom på tal var Henrik väldigt tydlig med att vårt förhållande skulle ta slut om jag valde att flytta utomlands en termin. Det här resulterade i att jag valde bort det.«

Emmas stora intresse, handbollen, var också något som Henrik hade starka åsikter om, om än indirekt.

»Han kom gärna och tittade på matcherna men det var uppenbart att jag skulle vara tacksam för att han visade intresse för det som jag engagerade mig i. Även om han inte sa rätt ut att han ville att jag skulle sluta spela så var det ändå väldigt tydligt att han inte uppskattade det. Jag fick alltid försvara mina val och kände ständigt dåligt samvete för den tid som mina intressen tog från tiden som vi hade kunnat tillbringa tillsammans.«

Henrik hade inledningsvis vänner men han tycktes alltid hitta något fel på dem och med tiden tappade han kontakten med dem. Relationen mellan Emma och Henrik fungerade trots allt förhållandevis bra de här första åren. Det var först när de bildade familj som saker ställdes på sin spets.

»Innan barnen kom in i bilden gick det att ducka för vissa problem.«

Emma och Henrik fick tre barn tillsammans. Med varje barn följde ett större ansvar.

»En kombination av mina egna krav på mig själv och Henriks förväntningar på mig gjorde att jag tog det största ansvaret för barnen och hemmet.«

I vardagen påpekade Henrik ofta att Emma borde göra saker annorlunda. Om hon till exempel lagade mat och fixade sallad efter att maten var lagad så kunde Henrik säga att Emma borde ha börjat med salladen istället, så att familjen kunde ha ätit av den innan maten blev klar. Om familjen skulle iväg någonstans gick Henrik och satte sig i bilen för att invänta att Emma skulle ordna med allt det praktiska. När Emma ordnat med packning och matsäckar kunde Henrik klaga på att det tagit för lång tid.

»Känslan av otillräcklighet växte sig allt starkare. Jag minns att det blev än mer tydligt efter vårt tredje barn. Hur jag än försökte så räckte jag aldrig till. Jag levde alltid med en rädsla för att göra fel, gjorde jag det så påpekade Henrik det alltid.«

Emma försökte prata med Henrik men det var lönlöst. När hon tog upp något som hon upplevde som jobbigt kontrade Henrik med att säga att hon ville bråka eller att hon var hysterisk.

»Han var oftast ointresserad av vad jag hade att säga. Han kunde avbryta samtalen med helt ovidkommande saker eller vända sig till barnen och börja prata med dem istället.«

Henrik brukade även anklaga Emma för att bara tänka på sig själv.

»När jag frågade på vilket sätt jag var självisk så kunde han svara 'Det vet du nog bäst själv' eller 'Måste vara skönt att vara så aningslös'. När jag fortsatte fråga sa han att jag ville bråka. När vi grälade gick det inte att föra en vettig dialog, det slutade alltid med att jag tappade humöret.«

När Emma tappade humöret använde Henrik det som bevis för att det var Emmas fel att de blivit osams från första början.

»Han bad aldrig om ursäkt eller erkände att han hade fel, det var alltid jag som fick göra det.«

Om Henrik upplevde att barnen tog för lång tid på sig eller om de inte gjorde som han ville så kunde han daska till dem i huvudet eller säga åt dem att hålla käften.

»Det här gjorde det svårt för mig att fatta beslutet att lämna. Då skulle jag ju inte kunna finnas där varje dag för att skydda barnen.«

Samtidigt som relationen var allt annat än bra krävde Henrik närhet och sex.

»Min lust dog men det blev dålig stämning om det gick för lång tid mellan gångerna vi hade sex. För att slippa den dåliga stämningen ställde jag ofta upp på husfridssex.«

Med tiden började Henrik uttrycka missnöje över Emmas familj. Henrik tyckte bland annat att de inte ställde upp tillräckligt, att de inte ville deras bästa och att de prioriterade andra före dem. Vid gräl kunde han säga att det inte var så konstigt att Emma var som hon var med tanke på hennes familj.

»Henrik fokuserade alltid på min familjs fel och brister och försökte på det sättet att avskärma mig från dem. Jag försökte hålla fasaden uppe inför min familj och hade alltid bortförklaringar till varför han inte följde med hem till dem eller varför han bara försvann när vi sågs.«

Så småningom vägrade Henrik helt och hållet att följa med på familjesammankomster. När Emmas familj hälsade på drog han sig undan. Det blev allt svårare för Emma att låtsas att allt var som det skulle i relationen.

Erik

> Erik är i 40-års åldern och bor i en mellanstor svensk stad. Han arbetar som chef på ett internationellt företag, är frånskild och har två barn tillsammans med en kvinna som utsatte honom för psykiskt våld.

Erik och hans före detta, Angela, fann varandra på en resa för lite drygt tretton år sedan. Erik beskriver Angela som en social person som har lätt att få kontakt med folk.

»Vi hade det bra tillsammans och jag kände mig sedd. Angela kom snabbt in i min familj och var väldigt omtyckt av dem.«

Ett halvår in i relationen fick Angela reda på att Erik haft känslor för en arbetskollega när hon och Erik inledde sitt förhållande. Det hade inte hänt något mellan Erik och den här kollegan men vetskapen om Eriks känslor gjorde Angela upprörd och gav upphov till gräl. Grälen drev Erik till att avsluta förhållandet men det blev ett kort uppehåll och när han och Angela blev ett par igen gick han helhjärtat in i relationen. Men Angela kunde aldrig riktigt släppa tanken på att Erik haft känslor för sin kollega.

»Även om jag inte hade några intentioner att göra något med den här kvinnan på mitt jobb så fick jag inte sitta vid samma bord som hon i lunchmatsalen. Satte hon sig vid mitt bord tyckte Angela att jag skulle byta bord.«

Förhållandet med Angela flöt ändå på med undantag för några mindre incidenter. Men när Erik och Angela fick barn började osämja uppstå allt oftare.

»Det var som om grälen följde en klocka för de uppstod varannan vecka. Ofta var det riggade bråk från Angelas sida då hon var passivt aggressiv, frös mig ute eller bara visade genom pikar eller ansiktsuttryck att jag inte levde upp till hennes förväntningar. Det gick inte att tillfredsställa eller bekräfta henne, vad jag än gjorde så blev det fel. Våra bråk slutade oftast med att det var tyst i några dagar mellan oss.«

När det första barnet kom uppstod också konflikter mellan Angela och Eriks familj.

»Framförallt så gick Angela i klinch med min mamma och hävdade saker om henne. Det eskalerade med tiden, jag förstod inte riktigt vad som hände. Jag försökte förklara att saker inte var så som Angela tolkade dem och att hon överreagerade men då tog det skruv för då menade hon att jag inte bekräftade henne.«

Erik fann sig inträngd i ett hörn och upplevde att han tvingades välja mellan sin familj och Angela. Det här ledde fram till att Erik hade väldigt lite kontakt med sin familj under några år.

»Jag ville absolut inte behöva välja men efter ett tag insåg jag att det var den enda utvägen för att överleva. Alltså tog jag avstånd från min familj i tron att allt skulle lugna ner sig. Jag trodde att om jag bara höll med min fru så skulle vi kunna återgå till det normala igen. Att det bara behövde lugna ner sig ett tag. Men det blev inte bättre.«

Känslan av otillräcklighet var ständigt närvarande hos Erik. När han till exempel var på tjänsteresa hade han konstant dåligt samvete för att han inte kunde hjälpa till där hemma. Vid gräl spelade det ingen roll hur mycket fakta eller logik han pumpade in i argumentationerna med Angela, det bet inte.

»Hon var expert på att extrahera ord och meningar ur dialogen och vända dem till sin fördel. Hon skippade sammanhanget och slutsatsen blev alltid att jag var den dumma och hon den snälla.«

Ordet förlåt yttrades sällan från Angelas sida. När det för ovanlighetens skull gjorde det så visade sättet som hon sa det på att det inte var genuint menat.

35

Ordet förlåt blev då till ett verktyg som användes för att ytterligare skapa dåligt samvete hos Erik. Någonstans inom sig visste Erik att läget var ohållbart men gränserna för vad han accepterade töjdes på hela tiden. Strategin att gå Angela till mötes närde ett hopp om en förändring som aldrig skulle infrias.

»Jag tänkte att om jag bara gör ditt eller datt så kommer det att bli bättre. Det funkade i ett par veckor men efter ett tag insåg jag ju att det inte blev bättre i det långa loppet, det blev snarare värre. Familjerådgivning hjälpte inte heller. Jag gick ur våra diskussioner som förlorare varje gång.«

Vid några enstaka tillfällen självmedicinerade Erik med alkohol i syfte att känna sig starkare och fly det jobbiga i relationen.

»Jag blev då till en pappa som jag absolut inte vill vara. Jag minns att jag tänkte tanken att om jag och Angela separerar så kommer mina barn i alla fall att få det lugnt varannan vecka.«

Gemensamma nämnare

Lena, Emma och Erik vittnar om ett förlopp av att tappa bort sig själva. I början av relationerna är upplevelsen hos samtliga att man har det bra men efter ett tag visar partnern upp en annan sida av sig själva. Den här sidan är inte varm och kärleksfull utan tvärtom kritisk, ombytlig och ställer orimliga krav. Lenas partner Peter vill ha ensamrätt på Lenas tid. Emmas partner Henrik kräver att hon tar allt ansvar för hemmet och barnen. Eriks partner Angela forcerar fram ett beslut hos Erik att välja mellan sin familj och henne. Gemensamt för deras berättelser är också att det hos partnern finns en växande kritik mot vänner och familj. Genom att göra sig omöjlig tvingar den kontrollerande personen fram svåra beslut och prioriteringar. Nära och kära kommer i kläm. Lenas barn beskylls, Emma känner sig tvungen att försvara sin familj och Erik känner sig till och med nödgad att bryta kontakten med sin familj.

Hur Lena, Emma och Erik än beter sig och vad de än gör är de eller gör de ändå alltid »fel«, enligt deras partners. Och när man är »fel« blir man utfryst, får kritik eller också så leder det till gräl och tröstlösa diskussioner. Beteendet upprepas gång efter gång. Trots att relationerna är långt ifrån bra så avkräver både Lenas och Emmas partners sex och närhet. Alla tre beskriver också, fast på olika sätt, en växande känsla av otillräcklighet och maktlöshet i sina relationer. Lena, Emma och Erik tar på sig en stor del av skulden för det som sker. Deras partners kritik träffar deras ömma punkter. Lena som har en frånvarande pappa och en skilsmässa bakom sig ifrågasätter om hon verkligen vet vad riktig kärlek är. Emma ställer lika höga krav på sig själv som Henrik gör och tänker att hon måste vara den som bär ansvar för allt hemmavid. Erik får dåligt samvete för att han inte är hemma när han är på tjänsteresa. Självtvivlet gnager i dem allihop: kanske har partnern rätt, på något plan, i sina anklagelser?

Att lämna är en process

Varför är det så svårt att lämna och när gör man det?

En vanlig förklaringsmodell till varför en kvinna stannar i en våldsam relation är det som kallas för det traumatiska bandet (Holmberg & Enander, 2011). Det traumatiska bandet syftar på de känslor som kvinnan kan ha för mannen och som gör att hon stannar kvar trots alla nackdelar som det beslutet innebär. Känslorna, eller bandet av känslor, kan liknas vid ett hoptrasslat garnnystan. Utifrån sett ser det ut som att det inte finns några hinder för att lämna men ur kvinnans perspektiv blir det hoptrasslade garnnystanet av känslor till osynliga barriärer. De här barriärerna håller henne inte bara kvar i relationen utan de drar henne också tillbaka när hon försöker lämna relationen.

Känslomässiga hinder

Exempel på känslor som kan bli till hinder för att lämna en destruktiv relation är:
- Kärlek
- Medlidande
- Rädsla
- Beroende
- Hoppet om förändring
- Skuld och skam
- Besatthet av att förstå

Vi ska nu titta närmare på hur de här känslorna kan ligga i vägen för att bryta upp.

Kärlek

Man kan vara upp över öronen kär; älska partnern så hjärtat värker och känna att man har träffat den rätte. När värmen är påkopplad i relationen, då kan kärleken vara en exceptionell upplevelse. Man känner sig vacker, levande och älskad. När värmen byts ut mot kyla blir saknaden av partnern, den man tänker att han eller hon egentligen är, väldigt stor. Även om det är uppenbart att det finns problem i relationen så hoppas man att kärleken ska överbrygga dessa problem. Man kan resonera att »om jag bara ger mer så kommer han eller hon att läka« eller »om jag bara anstränger mig lite mer så kommer han eller hon bli nöjd och allt bli bra«. Med tiden när kylan i relationen blir alltmer frekvent, är det inte lika lätt att hoppas och tro längre. Men det går fortfarande att resonera att en passion eller en kärlek så stark som den som man upplever tillsammans kommer med ett pris. Att det, trots all smärta, är värt det.

Medlidande

När man känner medlidande för någon väcker det empati. Den kontrollerande personens trasiga förflutna och ärrade erfarenheter kan få hjärtat att ömma för honom eller henne. Som en empatisk person lyssnar man ovillkorligt, erbjuder råd, tröstar och ger kärlek i hopp om att partnern ska må bra. Även om personen beter sig illa så visar man hänsyn och förståelse i överkant. Missbruk, sjukdom eller övertramp kan accepteras eller tolereras eftersom man tycker sig förstå den bakomliggande orsaken till problemen.

Rädsla

Med rädsla i fokus vilar uppmärksamheten ständigt på partnern. Vad vill, tycker och tänker han eller hon? Vilket humör är han eller hon på? Man kan vara rädd för partnerns kritiska blick och vreden som följer med hans eller hennes ogillande. För att bli accepterad anpassar man sig. Istället för att utgå från vad man själv tycker, känner och vill i olika situationer så är det som om man har sin partner sittande på axeln i allt vad man företar sig. Man är rädd för att säga eller göra fel och till och med att tycka eller tänka fel.

När man överväger att lämna en kontrollerande partner kan man vara rädd för att:
• Ensam ha hand om eventuella barn.
• Förlora vårdnaden om sina barn.

- Barnen ska ta skada av gemensam vårdnad.
- Partnern ska vända barnen mot en.
- Hot som personen har uttalat ska förverkligas.
- Förlora sitt hem och sina ägodelar.
- Partnern ska starta en rättslig tvist.
- Inte klara sig ekonomiskt.
- Andra ska tro på partnerns lögner.
- Vara ensam.
- Separationen ska bli värre än att leva med den kontrollerande personen.
- Man ändå aldrig kommer att bli fri från partnerns psykiska misshandel, oavsett om man stannar kvar i relationen eller lämnar den.
- Bli mördad.

Beroende

Man kan känna sig beroende av sin partner och känna att man inte kan leva utan honom eller henne. Hotet om att relationen när som helst kan avslutas väcker en djupt rotad ångest. Den ständiga osäkerheten i förhållandet, och den ständiga jakten på beviset på att man är älskad och inte kommer att bli lämnad, kan skapa en loop som är svår att ta sig ur.

Hoppet om förändring

I en relation där man pendlar mellan att känna sig älskad och avvisad är förvirringen stor. När man blir utfryst, kritiserad eller avvisad börjar man söka efter nyckeln som ska få det onda att upphöra. Och när den man älskar är kärleksfull och öm väcks hoppet om att det ska förbli så. Man kan tänka om-bara-tankar: »om min partner bara förstår att han eller hon kan lita på mig så blir allt bra« eller »om jag bara kan bli mer som han eller hon vill att jag ska vara så kommer grälen upphöra«. Om-bara-tankarna representerar hoppet om förändring. Att längta, önska och tro på en förändring är en starkt bindande faktor.

Skuld och skam

Man kan känna skam och klandra sig själv när man blir illa behandlad och stannar kvar i relationen. Det kan kännas som att det är ens eget fel att man blir behandlad som man blir eller att det är något fel på en som stannar kvar. När skulden och skammen är stor är det också vanligt att man mörkar problem eller förminskar dem för sig själv.

Behovet av att förstå

Det är svårt att förstå hur kärlek och avvisande kan leva sida vid sida i en och samma relation. Önskan att förstå vad som försiggår i partnerns huvud kan förvandlas till en livsuppgift. När det händer ägnar man mycket tid åt att kartlägga och analysera hur partnern fungerar. Ofta mer tid än vad man lägger på att fundera på hur man själv känner inför det partnern gör mot en. Man kan bli terapeut till sin partner och ta på sig uppdraget att rädda honom eller henne från att förstöra för sig själv eller andra. Man hoppas att om man bara, på riktigt och på djupet, kan förstå sin partner så kan man också komma på en lösning och »fixa« problemen.

Det vi just har gått igenom kan fungera som bindande faktorer som gör det svårt att lämna den destruktiva relationen. Känslorna i kombination med praktiska och ekonomiska omständigheter snärjer en. Många gånger har man inte bara en enda känsla som hindrar en från att lämna utan flera som vävs samman och som är svåra att skilja åt.

Med insikt om hur det traumatiska bandet fungerar blir det plötsligt orimligt att ställa frågan »varför går du inte bara?«. Istället behöver frågan omformuleras till »vad hindrar dig från att gå?«. För till skillnad från den första frågan så är den andra faktiskt hjälpsam. Svaret ger nämligen en fingervisning om vilka områden som personen kan bearbeta för att börja frigöra sig från den kontrollerande personen.

Startskottet till förändring

Många som har lämnat en osund relation pratar om en vändpunkt. Något som avgjorde saken och som gjorde att man lämnade. Vad är det för typ av händelser som blir till en vändpunkt? Tidigare nämnda Holmberg och Enander menar att kvinnan tycks gå när det gäller livet och syftar då på att hon lämnar när hon känner att hon kommer dö om hon stannar kvar. Den här döden kan vara i fysisk mening men det kan också handla om en metaforisk död. En sorts själslig död där man känner att man kommer gå under av att stanna. Holmberg och Enander beskriver vidare att den vändpunkt som den våldsutsatta kvinnan står inför ofta är av antingen/eller-karaktär. Alltså att när valet står mellan att antingen dö, bli galen, slå ihjäl sin partner eller lämna relationen – *då* går hon. När alla andra alternativ är uteslutna och det enda som kvarstår är detta sker alltså vändpunkten. Tiden före vändpunkten kan upplevas som att man har nått en sorts botten. Man är känslomässigt slutkörd, dränerad på all fysisk och psykisk energi och uppgiven. Man skulle kunna säga att man är trött ända in i själen. Uppbrottet har ofta en utlösande faktor, en händelse som blir droppen som får bägaren att rinna över.

Berättelser om att stötta andra

De bindande känslorna som vi gått igenom skapar en komplex inre verklighet för den som befinner sig i relationen. Men yttre omständigheter har också betydelse för att lämna. En viktig faktor som spelar in i processen att frigöra sig är personens sociala stöd. Hur andra: familj, vänner, bekanta, myndigheter och jourverksamheter, speglar den våldsutsatta kan nämligen vara av antingen hjälpande eller stjälpande karaktär. Att ha social support: människor som bryr sig om, förstår och kan hjälpa till är faktorer som kan hjälpa personen i relationen ta steg mot att lämna den. Vice versa kan en omgivning som väljer att blunda, ignorera, släta över eller på andra sätt inte kan spegla det som händer i relationen på ett riktigt sätt, bidra till att personen blir kvar längre i den destruktiva relationen.

Om att möta kvinnor som utsätts för våld

En kvinnojour är en skyddad plats där kvinnor kan söka stöd, råd och skydd från den man som utsätter henne för våld. Förutom kvinnojourer finns det även mansjourer, hbtq-jourer och jourer riktade till personer som är utsatta för hedersrelaterat våld, för att nämna några specifika inriktningar som finns. På jouren kan man få stöd innan, under och efter uppbrottet från en destruktiv relation. Stödet kan handla om att gå på samtalsstöd eller att man får bo på jourens skyddande boende men det går också ofta att få viss praktisk vägledning och hjälp. Hos jouren kan även oroliga anhöriga, vänner, grannar, chefer och andra få stöd och råd. Om man vill har man rätt att vara anonym i sin kontakt med jouren, både som stödsökande och som anhörig.

I en Roks[3]-ansluten kvinnojour i mellersta Sverige arbetar Moa. I fyra år har hon arbetat heltid med att hjälpa kvinnor som lever i eller har lämnat en destruktiv relation. Vanliga kontaktvägar in till jouren går via socialtjänsten, polisen eller sjukvården. Moa berättar att många kvinnor själva tar kontakt med jouren efter att de lämnat en destruktiv relation och när de träffat en ny partner. Då, med en ny partner vid sin sida, märker kvinnan att gamla sår rivs upp. Det är även vanligt att kvinnan hör av sig till jouren efter att hon skiljt sig och exmannen vägrar samarbeta om de gemensamma barnen. Den största delen av arbetstiden ägnar Moa åt stödsamtal med våldsutsatta kvinnor och tjejer men det händer att hon följer med kvinnan som stöd på rättegångar, polisförhör och på möten på socialtjänsten och familjerätten. Det har till och med hänt att Moa har varit med en gravid kvinna på ultraljud. Moa hör ofta samma historia berättas men i olika varianter av de kvinnor som hon kommer i kontakt med.

»I början av relationen är mannen Mr Charming. Man har aldrig varit så kär och man har aldrig träffat någon som har varit så fantastisk. Han har satt upp en på en piedestal och det är passion på hög nivå. Sen kommer våldet. Min erfarenhet är att det ofta börjar med psykiskt våld där mannen plockar ned kvinnan i bitar. I många fall övergår det inte till fysiskt våld utan det stannar vid psykiskt våld som blir grövre med tiden. När våldet gör entré

---

3   Riksorganisationen för kvinnojourer och tjejjourer i Sverige.

tänker hon: 'han var ju så fin från början.' Man vill ha tillbaka den där personen som han var då och tror att han finns kvar därinne någonstans.«

Kvinnan hittar hela tiden förklaringar till varför partnern beter sig som han gör. Det kan handla om allt från att han har det stressigt på jobbet till att han måste ha haft en tuff barndom.

»Man har hela tiden svar på varför han är som han är eftersom han inte var så från början.«

Moa är väl bekant med den komplexa verklighet som kvinnor som blir utsatta för våld lever i. Att kvinnan som lämnat en våldsam partner ofta går tillbaka till densamme tror hon handlar om ambivalenta känslor men inte bara.

»Sen är det mycket det här praktiska också skulle jag säga. Det är till exempel inte jättelätt att få ett eget boende. Man kan ju ha gått hemma eftersom mannen inte velat att man skulle jobba eller studera och därmed är man arbetslös eller går på försörjningsstöd. Det är få bostadsbolag som hyr ut till någon som inte har en stadigvarande lön. Där sviker samhället på ganska många plan idag tycker jag. Det gör också att det är väldigt svårt att lämna en relation, oavsett om den är destruktiv eller inte.«

De kvinnor Moa pratar med är ofta rädda för vad det innebär att lämna relationen. Rädslan kan handla om att leva ensam, då mannen kan ha sagt att ingen annan än han kommer vilja ha henne. Rädslan kan också handla om att bli ihjälslagen, för det kan mannen ha hotat med.

»Det är ett vanligt scenario att mannen säger till kvinnan att hon är värdelös och att hon ska vara jävligt tacksam för att han vill vara med henne. Med självkänslan körd i botten i kombination med att kvinnan kan vara beroende av mannen rent praktiskt så undrar hon ju vad det ska bli av henne om hon lämnar förhållandet. Om hon inte har något jobb, inget boende och ingen kontakt med sina föräldrar – vart ska hon ta vägen? Kvinnan har ju ofta isolerats från både vänner och familj under årens lopp. Mannen kan vara den enda personen i hennes liv så det är inte så konstigt att hon upplever sig vara ensam. Utan stöd är det svårt att lämna en sådan här person, speciellt om man har barn tillsammans.«

Moa tycker sig se ett mönster hos de kvinnor som lämnar en våldsam partner.

»Många kan ta hur mycket som helst så länge det gäller dem själva men när barnen kommer i kläm då förvandlas de till en lejonhona som skyddar.«

Det är vanligt att kvinnan känner att hon måste rättfärdiga att hon valt den här partnern. Hon smälter ihop med hans handlingar och kan inte separera sig själv från vad han gör och hur han beter sig. Om ens föräldrar, syskon eller vänner säger »Men snälla du, märker du inte själv vilket svin han är?« så går kvinnan i försvar. Moa menar att motståndet gör att kvinnan drivs längre och längre in i sin relation. Kvinnan är också många gånger hårt kontrollerad av mannen. Han kollar vem hon ringer till, hur ofta de pratar, vad de pratar om och om de nämner honom när de umgås. Moa pekar på risken med att kvinnan berättar allt som sägs för mannen.

» Mannen skapar illusionen av att det är han och kvinnan mot världen. När du har ringt kan mannen fråga kvinnan vad det var du ville och hon berättar kanske då att du uttryckt att du är orolig för henne. Då kan mannen säga 'Ja den där jävla Ulrika, hon ska alltid överdriva.' Det här blir inte bra och kan leda till att mannen kontrollerar kvinnan än mer. Så som anhörig stå bara kvar, fortsätt att ta kontakt, skicka sms och ring men var försiktig med vad du säger.«

För kvinnans anhöriga finns det en del fallgropar som gör att man kan missa vad det är som pågår i relationen.

»Många av de här männen är jättecharmiga när de inte är hemma. Det här gör att svärföräldrar och kompisar kan tycka att mannen verkar jättebra.«

Det finns också en risk att anhöriga klandrar kvinnan för olika problem. I brist på kunskap om dynamiken i destruktiva relationer ser de inte hela bilden.

»Det kan till exempel handla om att man som anhörig får bevittna gräl och tänker: 'måste ni bråka om det nu när ni är här hos oss? Det kan ni väl göra hemma?' Men det här händer därför att kvinnan vill att någon ska se hur mannen behandlar henne. Kvinnan kan dra igång en argumentation för att locka fram den här sidan hos mannen.«

Det är tufft att stå vid sidan av och se någon brytas ned. Anhöriga vet ofta inte vad de ska ta sig till.

»Det är ändå kvinnan som måste ta steget. Det man kan göra om det finns barn med i bilden är att göra en orosanmälan, det kan man göra anonymt till socialtjänsten. Men när det gäller en vuxen tänker jag att det enda man kan göra är att stå kvar. Se till att kvinnan vet att du finns där den dagen hon bestämmer sig för att lämna.«

Det finns anhöriga som inte orkar stå vid sidan av och se på och som släpper taget om kvinnan. Det här har Moa tudelade känslor inför.

»Jag förstår inte det, eller jag kan förstå det till viss del därför att då har man själv inte varit med om vad våld gör med en. Så när man stänger dörren för kvinnan tänker jag att det handlar om okunskap. För som sagt, alla måste få ta sina egna beslut och ibland går det fort och ibland går det väldigt långsamt men man går när man är redo för det.«

Om att möta män som utsätts för våld

Mats, som vi träffade i ett tidigare avsnitt, arbetar i en verksamhet som riktar sig till familjer där det förekommer våld. Där möter han män som utövar våld men även män som själva är utsatta för våld. Männen är i olika åldrar och tillhör olika samhällsklasser. Majoriteten är som sagt våldsutövare men hos de män som själva är utsatta för våld tycker sig Mats ana en stigmatiserad grupp.

»Jag kan uppleva att det är och känns som mycket mer skamfullt, att vara utsatt för våld som man. Det finns ofta en brist i respons på våldet från familj, vänner och myndigheter. Man har svårare att bli trodd och får eller tar mer sällan hjälp.«

Ett vanligt scenario hos de män som är utsatta för våld och som Mats möter är att de har en familj och försöker jobba på med en alltmer sviktande hälsa. I mannens relation har egna intressen och umgänge med vänner och familj successivt fått ta allt mindre plats och ofta är det först efter påtryckning från polis, socialtjänst, kurator eller på vänners inrådan som man tar tag i situationen och söker hjälp. Mats menar att man behöver kunskap om våld som startskott för processen att lämna.

De våldsutsatta männen som Mats möter är ofta rädda för att bli sårade, attackerade eller bortgjorda inför vänner, släkt och barn eller på sociala medier. Rädslan blir en anledning till att stanna kvar.

»Många är också rädda för ensamheten och att inte få träffa barnen om de lämnar. Ofta ger man sig själv skulden för det som har hänt och när på ett hopp om förändring och trots att man blir utsatt för våld så kan kärleken vara stark. Allt det här sammantaget gör att man känner sig väldigt osäker och blir rädd för att fatta ett definitivt beslut. Man oroar sig inför framtiden och oroar sig för att inte bli trodd eller att tappa kontrollen över sitt liv. När man väl berättar för partnern att man tänker lämna och börjar ta steget mot att gå vidare är det min erfarenhet att våldet och partnerns kontrollbehov intensifieras.«

Mats erfarenhet är att man behöver någon som lyssnar och tror på en när man befinner sig i en destruktiv relation.

»När man överväger att lämna behöver man få prata igenom känslor och väga för och emot att lämna eller stanna kvar. Man kan också behöva hjälp med praktiska saker, som var man ska bo och hur man ska få ihop ekonomin. Det kan vara hjälpsamt att ha möten med socialtjänsten och familjerätten för att stilla oron över att inte få träffa sina barn. Man kan behöva hitta nya vänner och fortsätta att gå på samtal för måendet och för att få stöd med olika tankar och känslor.«

Monica om att stötta sin dotter

Monica är i 60-års åldern, gift och har två vuxna barn. När dottern Annica lämnade en lång och destruktiv relation slöt familjen upp och stöttade henne.

Monica beskriver sin dotter Annica, som idag är 30-års åldern, som en stark och positiv kvinna med huvudet på skaft. Ett utmärkande drag hos dottern är att hon känner empati för andra människor och att hon alltid ställer upp för sina vänner. När Annica för drygt tio år sedan kom hem nyförälskad och presenterade sin pojkvän Daniel för föräldrarna kunde Monica aldrig ana vad relationen skulle komma att kosta familjen i form av oro och vånda. Daniel var vältalig och charmerande. Till en början höjde Daniel Annica till skyarna och överöste henne med beröm. Trots det fanns det ändå små saker hos den nya svärsonen som Monica reagerade på.

»Han var mest intresserad av att prata om sig själv och sin dåliga barndom. Det gjorde väl att jag och min man tyckte lite synd om honom och översåg med att han var lite udda.«

Relationen mellan Annica och Daniel utvecklades och utåt sett verkade ändå allt vara som det skulle. Det enda Annica berättade för sina föräldrar som gav en liten ledtråd om att något inte stämde var att Daniel kunde bli arg men att hon aldrig blev det i förhållandet.

»Då trodde jag det berodde på att Annica är en lugn person som inte tycker om att diskutera. Att hon trippade på tå för Daniel framkom inte.«

Tre år in i relationen blev Annica gravid med sitt och Daniels första barn och två och ett halvt år senare med deras andra. Det var under graviditeten med det andra barnet som Annica släppte garden en aning och berättade för föräldrarna att hon funderade på att lämna Daniel. Men hon berättade inga detaljer om vad det var som felade.

»Min dotter är en stark person med ett stort nätverk, men hon pratade inte med någon om hur hon hade det hemma. Hon skämdes men samtidigt så försvarade hon honom.«

Det är först efter skilsmässan som Annica har berättat om hur hon egentligen hade det med Daniel.

»Hon har berättat att han kunde bli väldigt arg för ingenting och sparka sönder saker i hemmet. Han har aldrig slagit henne, men det hade kanske kommit dit om hon stannat kvar. Det gör ont att tänka på att vi inte anade hur hon hade det.«

Daniel var alltid charmerande och snäll mot Annica när Monica och hennes man var med. Men verkligheten var en annan.

»Annica har berättat att hon ständigt läste av Daniels humör för att kunna anpassa sig så han inte skulle bli arg. Allt hon gjorde var ju fel enligt honom. Hon parkerade bilen fel och hon kom inte hem i tid. Han blev ofta sur och arg och kritiserade henne. Det här gjorde henne förstås spänd. Det är ofattbart att vi inte förstod något. Vi kunde uppleva henne som stressad ibland men vi trodde det berodde på att hon och Daniel ständigt var på språng och hade så mycket att göra.«

En person som inte kände Annica så väl rådde henne att lämna förhållandet.

»Den här personen hade sett hur Daniel förnedrade henne inför andra genom att trycka ner henne verbalt. Då, när den här personen bekräftade detta, bestämde Annica sig för att lämna men det tog ett år innan hon fick tag i en lägenhet.«

Uppbrottet blev uppslitande.

»Hon fick inte ett öre med sig från det gemensamma hemmet. Det gjordes ingen bodelning, han fick henne att skriva under ett äktenskapsförord där allt tillföll honom. Hon var tvungen att göra det för att han skulle få överta lånen. Hade hon inte blivit av med lånen så hade hon inte kunnat köpa en bostadsrätt med vår hjälp. Hon var också tvungen att lämna tillbaka sin ring eftersom hon inte vågade neka honom det när han krävde det. Daniel har dessutom haft mage att säga att hon är skyldig honom pengar och att han ska skicka över diverse räkningar till henne.«

Under äktenskapet var Daniel inte engagerad i barnen men vid skilsmässan krävde han halva tiden med dem.

»Det är svårt att veta om han krävde umgänge med barnen av kärlek till dem eller om det var för att kunna visa upp en fasad av att vara den perfekta pappan. Jag tror ju inte att han kan ge barnen villkorslös kärlek.«

Monica tror att dotterns empatiska sida bidrog till att hon stannade så länge i relationen som hon gjorde. I efterhand har Monica också funderat mycket kring den före detta svärsonens beteende. Han pratade ofta illa om andra människor och nedvärderade dem.

»Han kunde säga att den eller den personen gillade han inte. Vi trodde först att han hade rätt om alla dessa människor, men nu vet vi att det är han som är den besvärlige i relationer. Han tror att han är störst, bäst och vackrast.«

En sak som har varit och fortfarande är extremt utmanande för Monicas dotter är att Daniel aldrig släppt kontrollen över sin splittrade familj.

»Han har hela den här tiden trakasserat Annica via mail, sms och telefon och tvingat henne till att ses. Annica har inte vågat säga nej på grund av alla hot om schemaändringar för barnen. Han har använt sig av barnen för att fortsätta ha makt över henne.«

Daniels beteende eskalerade efter ett tag med ständiga sms, samtal och hot. Han kunde också dyka upp hos Annica oanmäld med barnen varav Annica kände att hon inte kunde be honom ge sig iväg.

»Hon var ju tvungen att låtsas som ingenting när barnen var med. Vi kunde inte förstå varför hon umgicks med honom bara för att han ville ses. Det är väl bara att säga ifrån, kunde vi tycka och säga. Nu förstår vi ju att det är inte så lätt! Han är en person som man inte säger nej till eftersom han aldrig ger sig. Och eftersom han hotade henne med att han 'kände folk' var vi också rädda att det skulle hända henne något. Han har ett kriminellt förflutet, vilket gör att hon och vi fortfarande är rädda för hans hot. Vid flera tillfällen sov jag hos henne och eskorterade henne till jobbet. Varje gång telefonen ringde eller jag fick ett sms hoppade jag högt.«

För att få lite lugn och ro och kunna planera sitt och barnens liv ville Annica få till ett umgängesavtal som reglerade dagar, tider och lov för barnen. Det här ville hon göra hos familjerätten, men Daniel vägrade. Det blev ohållbart och Annica blev tvungen att anlita en jurist.

»Sedan Annica anlitade en jurist så har han inte hotat henne på samma sätt. Han vet att hon sparar sms och spelar in samtal. I och med det har hans ton i sms och mail blivit mycket mildare. Han vet precis hur han skall bete sig för att manipulera omgivningen.«

Monica har vid flera tillfällen sökt hjälp åt sin dotter och barnbarnen.

»Jag har kontaktat polisen, socialtjänsten, Skatteverket angående folkbokföring och kommunen angående skolval eftersom Daniel styrde det också. Det jag har lärt mig är att myndigheterna inte kan göra något innan det händer något. Jag har inte hittat någon myndighet som ställer upp innan det hänt något. Ta familjerätten som exempel. Annica ville gå dit men inte Daniel, då blev det inget. Jag kan tycka att det borde dokumenteras att han är ovillig att delta. Hotade han Annica med något, till exempel att hålla kvar barnen hos sig på hennes vecka så kunde man inte få hjälp av polisen. Man hänvisas till att kontakta jurist och göra en stämningsansökan, vilket är både dyrt och tidskrävande. Jag kontaktade en kvinnojour men de verkade inte kunna stödja alls. Förmodligen hade jag otur och fick prata med fel person. Felet jag gjorde då var också att inte göra flera försök. Jag trodde att kvinnojourer i första hand var till för dem som ville gömma sig längre perioder. Jag önskar jag hade vetat tidigare att så inte är fallet.«

54

Idag bor barnen enligt ett uppgjort schema hos bägge sina föräldrar. Monica och hennes man träffar barnen flera gånger per vecka när de är hos Annica.

»Daniel kan göra roliga saker med dem, men jag skulle ändå inte säga att han är en bra pappa. En bra pappa skulle inte behandla sina barns mamma så som han har gjort och fortfarande gör. Annica är ändå glad så länge barnen verkar ha det bra hos honom men han förringar det hon gör med barnen och verkar ointresserad av vad barnen gör när de är hos henne. Han frågar aldrig vad de gör hos sin mamma när de pratar i telefon utan han berättar bara vad de ska göra sen när de kommer till honom och lockar dem med att de ska få överraskningar.«

Mycket av Monicas energi har under de senaste åren gått åt till att fundera över hur hon och maken kan finnas där för dottern.

»Det har varit en fruktansvärd tid för mig och min man. Vi har bara tänkt på detta och pratat om det hela tiden. Vi har haft svårt att sova i perioder. Jag skulle säga att vi varit helt fixerade, men nu äntligen börjar det kännas bättre.«

Monica upplever att hon och Annica har en öppen och nära relation.

»Ibland har Annica blivit arg på oss föräldrar och tyckt att vi lagt oss i vad hon gör men det har ändå inte stoppat oss. Det tycker jag är det viktigaste, att man inte ger upp om och när det blir konflikter. Det är bättre att tjata och lägga sig i en gång för mycket. Jag är övertygad om att den som är utsatt vill ha hjälp även om det blir ilska ibland.«

Monica upplever att Annica mår bra idag. Hon är omgiven av sin familj och nära vänner.

»Jag har frågat Annica hur hon klarat sig så bra psykiskt som hon har gjort. Hon tror det beror på att hon får så mycket bekräftelse på sitt jobb. Det har stärkt henne och gjort att hon har känt att det faktiskt inte är henne det är fel på.«

Idag har Monica förståelse för de dilemman som den som är i en destruktiv relation möter.

»Annica märkte tidigt att allt inte var bra med Daniel. Det är väl just det som kunde vara så svårt att förstå, att hon inte lämnade då. Jag förstår ju mer nu när jag läst så mycket om våld i nära relationer.«

Förändringsprocessens roll i att lämna

När den som befinner sig i en destruktiv relation konfronteras med tanken på att avsluta relationen sätts starka krafter igång. Oavsett om personen förkastar tanken, överväger den eller vill att relationen ska avslutas så befinner sig personen i en förändringsprocess. Den här processen består av fem förutsägbara faser som psykologerna James Prochaska och Carlo DiClemente identifierat att den som står inför förändringar går igenom.

De fem faserna är:
Fas 1: Stängd inför förändringen
Fas 2: Överväger förändringen
Fas 3: Redo för förändringen
Fas 4: Genomför förändringen
Fas 5: Upprätthåller förändringen.

Förändringsprocessens fem faser kan användas som hjälp för att stötta den som blir utsatt för våld. Personen som konfronteras med tanken på att lämna relationen befinner sig någonstans på skalan av beredskap att genomföra en förändring. Att utgå från förändringsprocessen skiftar fokus från den mer traditionella inställningen »lös problemet bara så är det bra« till att jobba tillsammans med den våldsutsatta för att hitta de mest effektiva strategierna utifrån personens nuläge (Frasier, Slatt, Kowlowitz & Glowa, 2000). Att vara följsam i personens egna process är inget löfte om att personen kommer att lämna den destruktiva relationen. Inte heller är det ett löfte om att resan kommer att bli kort. Men genom att stödet hela tiden matchas mot mottagligheten för att genomföra en förändring skapas ändå de bästa förutsättningarna för att processen rör sig framåt och/eller att personen i relationen upplever stödet som hjälpsamt.

En förändringsresa är sällan rak och den som befinner sig mitt uppe i en förändringsprocess rör sig vanligtvis fram och tillbaka mellan de här fem faserna. I praktiken skulle det kunna se ut såhär för den som lämnar en destruktiv relation: personen avslutar relationen (fas 4) men går sedan tillbaka till partnern (tillbaka till fas 2). Väl tillbaka i förhållandet inser personen att inget har förändrats och överväger då på nytt att lämna (fas 3). Efter ett tag har personen byggt upp modet och styrkan att lämna på nytt (fas 4). Den här gången går personen inte tillbaka till den kontrollerande partnern (fas 5).

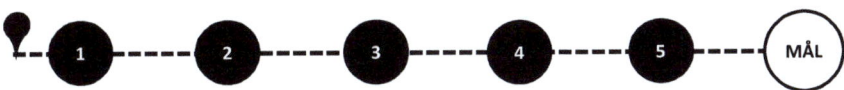

Det kan kännas rimligt att tänka att en förändringsresa är rak, att man förflyttar sig från den första fasen till den andra och sen vidare framåt tills man kommer i mål med förändringen.

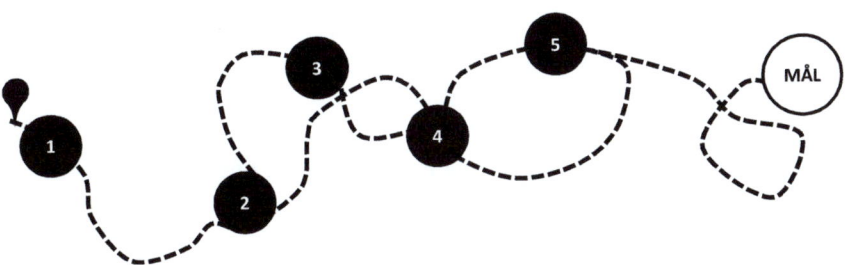

I själva verket är det vanligt att man rör sig fram och tillbaka mellan olika faser i förändringsprocessen.

Det är snarare regel än undantag att den som befinner sig i en destruktiv relation går tillbaka till en kontrollerande partner. Därmed bör det inte ses som ett nederlag när det händer. Det kan förstås upplevas så men det är trots allt snarare en naturlig del av processen. Den tillfälliga tillbakagången kan vara nödvändig för att personen ska mobilisera den kraft som behövs för att ta det slutgiltiga steget och lämna för gott.

Avgör beredskapen för att lämna

Är du redo för att jobba mot en förändring? Är personen du stöttar redo? För att kunna vara ett följsamt stöd för dig själv eller någon annan behöver du förstå var i förändringsprocessen du själv eller personen befinner sig. Varje fas i processen har sina egna kännetecken. Vi kommer nu gå igenom dem i syfte att du ska kunna avgöra beredskapen hos dig själv eller någon annan att ta steg mot en förändring.

Fas 1: Stängd inför att lämna

Den som är stängd inför att lämna kan vara helt eller delvis medveten om problemen i relationen men det komplexa band av känslor, som nämnts i tidigare avsnitt, håller personen kvar. Man kan fortfarande vara kär, hoppas att saker och ting ska förändras eller vara beroende av kickarna man får när partnern bekräftar en. Att vara älskad, bilda familj eller hålla ihop sin familj kan också vara så starka drömmar att man förminskar eller bagatelliserar det som sker för att hålla drömmen vid liv.

Den som är stängd inför att lämna kan också vara omedveten om att relationen är destruktiv. Av förklarliga skäl är det då svårt att se hur det skulle kunna lösa några problem att lämna relationen. När situationer som uppstår betraktas som isolerade händelser går helhetsbilden förlorad. Då ser man inte att det finns ett mönster i det man utsätts för. Barndomstrauman kan ligga i vägen för att man ska kunna sortera i det som händer i relationen. Om känslorna i relationen är lika dem som man upplevde som barn och om relationen matchar den prototyp av förhållanden man har fått med sig från sin ursprungsfamilj kan det försvåra upptäckten av att det är något som inte stämmer. Men även om man har haft en trygg uppväxt och har haft sunda relationer omkring sig så kan det ändå vara svårt att förstå vad det är som pågår. Det kan kännas orimligt att man skulle vara utsatt för våld. Om man utgår från hur man själv tänker och fungerar kan det kännas otänkbart att det finns människor som har behov av att utöva makt och som vill kontrollera andra. Sorteringen i känslo- och relationskaoset kan ta tid och medan sorteringen pågår kan man vara stängd inför tanken på att lämna relationen.

En känsla som utmärker sig när det kommer till att undvika förändringar är rädsla. När vi upplever något som farligt vill vi gärna försöka undvika det som känns hotfullt. Är man rädd kan man, omedvetet eller medvetet, stänga dörren för förändringar.

Kännetecken för den här fasen:
→ Att lämna relationen är inte ett tänkbart alternativ.
→ Det kan finnas en blindhet för att det skulle vara något allvarligt fel i relationen.
→ Problemen i relationen kan bagatelliseras.
→ Situationer som uppstår skylls på yttre faktorer.
→ Känslor av hopplöshet och förtvivlan, saker tycks vara utom ens makt att påverka.
→ Omgivningens oro kan väcka ilska och motstånd och skapa en känsla av att det är »jag och min partner mot världen«.
→ Det kan finnas en övertygelse om att man blir behandlad som man förtjänar.

Det här kan yttra sig genom:
→ En vägran eller ett undvikande att prata om eller tänka på det som skaver i relationen.
→ Problem som erkänns i ena stunden rationaliseras och bortförklaras i nästa.
→ Ilska, anklagelser och avståndstagande när omgivningen visar tecken på oro.
→ Ett undvikande beteende.
→ Att man går i försvar.
→ Att man vägrar lyssna eller ta till sig information.

Du som befinner dig vid sidan av relationen kan känna eller uppleva:
→ Att personen framstår som naiv och godtrogen.
→ Att det är omöjligt eller svårt att nå fram till personen.
→ Att läget känns stängt för att prata om det som skaver.

Fas 2: Överväger att lämna

Den som överväger att lämna är i regel medveten om att det finns problem men är ändå inte redo att agera. Det är vanligt att ha ospecificerade planer för att en dag lämna relationen. En del är öppna med sina tankar men många bär sina funderingar i tystnad. Utåt sett kan det verka som att man är passiv i det här skeendet men i själva verket pågår en hög inre aktivitet. I det här läget kämpar man verkligen för att förstå vad det är man utsätts för och hur man kan undvika eller komma tillrätta med det som felar. Man väger också för- och nackdelar med att lämna relationen och oroar sig för konsekvenserna av att stanna kvar eller att lämna. Känslorna inför partnern kan vara ambivalenta. Å ena sidan kan man älska partnern och hans eller hennes fina sidor. Å andra sidan kan man avsky hur han eller hon beter sig. I och med att väldigt mycket kretsar kring den kontrollerande personen och de problem som uppstår, finns det väldigt lite utrymme för annat.

I en studie (Dziewa, Glowacz, 2022) intervjuades kvinnor och män som upplevt våld i nära relationer. De intervjuade berättade om ett ögonblick i relationen då de plötsligt såg på sitt förhållande med nya ögon. För vissa skedde det här ögonblicket några månader in i relationen, för andra tog det år innan det inträffade. Den nya synen på förhållandet var en följd av att man upplevt en förändring i dynamiken i relationen. Antingen att man blivit utsatt för våld eller att våldet hade trappats upp. När relationen kommit i ny dager började den som blivit utsatt för våld samla kraft och resurser för att försöka få våldet att upphöra. Att resa bort, konfrontera partnern, söka parterapi, egen terapi eller samla stöd från vänner och familj nämndes i studien som exempel på vad de intervjuade gjorde för att få till en förändring. I det här läget var målet inte att lämna, utan att få våldet att upphöra. Den här fasen har en tendens att bli långvarig eftersom den mentala sorteringen kan ta tid.

Kännetecken för den här fasen:
→ Man är, helt eller delvis, medveten om problemen i relationen.
→ Det är svårt att sortera i känslor och upplevelser.
→ Fördelar och nackdelar med att stanna och lämna jämförs.
→ På ytan kan man upplevas som passiv.
→ Det är vanligt med ambivalenta känslor inför partnern och inför tanken på att lämna.
→ Man kämpar för att förstå vad det är för problem man tampas med och söker svar på varför man blir illa behandlad och vad man kan göra åt det.
→ Man söker sätt att få våldet att upphöra.
→ Det kan finnas planer på att göra något åt sin situation eller att lämna någon gång i framtiden.
→ Det kan finnas ett behov av att »älta« känslor och upplevelser kopplade till relationen.
→ Ibland målar man upp önskescenarion om hur det borde vara eller ska bli i förhållandet.
→ Ibland målar man upp olika skrämmande scenarion för hur det kan bli om man lämnar.

Du som befinner dig vid sidan av relationen kan känna eller uppleva:
→ Att personen är relativt tystlåten om sina tankar och känslor.
→ Att tankegångarna hos personen pendlar. Ibland är det som sägs rädslobaserat och ibland är det rent önsketänkande.
→ Du kan känna att det är mycket prat men att inget händer.

Fas 3: Redo att lämna

I den här fasen är man fullt medveten om problemen i relationen. Nu förbereder man sig för att lämna. Förberedelserna kan handla om att man aktivt söker information och gör upp praktiska planer. Man kan till exempel söka hjälp hos en jourverksamhet för våldsutsatta, söka råd hos juridisk expertis eller gömma undan en packad väska eller barnens pass som en förberedande säkerhetsåtgärd. En del inkonsekvent beteende kan råda även nu. När rädslan för konsekvenserna av att lämna blir för stor kan man börja förhandla med sig själv och tänka att problemen i relationen nog går att lösa eller att man kan leva med dem ett tag till. En del i den här fasen har försökt att lämna tidigare men sen backat tillbaka till någon av de tidigare faserna. Att förbereda sig, både praktiskt och mentalt, är viktigt inför den faktiska handlingen att lämna eftersom förberedelserna minskar risken för bakslag.

I tidigare nämnda studie av Dziewa och Glowacz kunde man se skillnader i hur de intervjuade nådde fram till beslutet att lämna den destruktiva relationen. Att man upplevde att dynamiken i relationen hade förändrats var för vissa tillräckligt för att bestämma sig för att lämna. Andra fattade ett beslut när de uppfattade våldet som våld och såg partnerns ansvar i det. Det här inträffade vanligtvis efter en intensiv period av våld, då exempelvis ens egna liv varit i fara eller att då man utsatts för ett oförlåtligt svek. När försöken att förändra situationen varit fruktlösa kom man fram till att man behövde lämna. De intervjuade i Dziewa och Glowacz studie uppvisade olika sätt att hantera sina beslut. Vissa vidtog försiktighetsåtgärder och samlade bevis mot partnern, medan andra tog fysiskt eller emotionellt avstånd från sin partner.

Kännetecken för den här fasen:
→ Det finns en medvetenhet om att det finns problem i relationen.
→ Man gör upp konkreta och specifika planer.
→ Viss inkonsekvens i beteendet kan förekomma. Till exempel kan man, trots att man bestämt sig för att lämna, falla tillbaka i gamla beteendemönster eller tankesätt.
→ Man söker aktivt efter information och fakta.
→ Det finns en större öppenhet för att prata om problemen.
→ Man är aktiv i att söka råd, stöd och hjälp.
→ Man samlar bevis.

Du som befinner dig vid sidan av relationen kan känna eller uppleva:
→ Nu får du eventuellt kvitto på att du behövs eftersom personen kan vara mottaglig för att ta emot ditt stöd.

Fas 4: Lämnar relationen

Nu är man handlingskraftig och genomför den förändring som man har planerat för. Man flyttar ut, anlitar en advokat, flyttar till skyddat boende, ansöker om skilsmässa och så vidare. Att lämna den destruktiva relationen kan ske spontant eller planerat men plötsligt händer det mycket på en gång. Livet förändras.

Som vi har varit inne på är det vanligt att gå tillbaka till en kontrollerande partner. Det är viktigt att komma ihåg att det här bakslaget, eller återfallet, är en del av resan för många.

Kännetecken för den här fasen:
→ Man är målmedveten och gör det man har förutsatt sig att göra och lämnar relationen.
→ Man har energi och är handlingskraftig. Det är full aktivitet framåt.
→ Motivationen och beslutsamheten att genomföra förändringen är stor.

Du som befinner dig vid sidan av relationen kan känna eller uppleva:
→ Det här är en intensiv period, mycket händer och personen kan behöva mycket känslomässigt och praktiskt stöd.
→ Om personen du stöttar går tillbaka till sin partner kommer det givetvis kännas tungt för dig.

Fas 5: Upprätthåller förändringen

Nu har man lämnat relationen. För att förändringen ska bli varaktig gör man vad man måste och behöver för att undvika att falla in i gamla beteendemönster. Det kan till exempel handla om att man går och pratar med en psykolog för att bearbeta det man har varit med om. Det kan också vara att man tar emot hjälp för att hantera utmaningar. Härifrån och framåt skaffar man sig strategier som hjälper en att hålla kurs framåt. Exempel på strategier kan vara att bara kommunicera med expartnern skriftligen eller att gå via ombud när praktiska frågor ska lösas. Har man barn tillsammans kanske man ser till att överlämningar sker på neutrala ställen. Det kan också vara att etablera icke-kontakt med sin expartner. Det vill säga att man inte på något vis, och inte under några omständigheter, har kontakt med sitt ex. Man sätter gränser för sig själv och tummar inte på dem i första taget. De här strategierna blir efter ett tag det nya normala. Förändringen blir varaktig och en återförening med den destruktiva partnern blir med tiden en omöjlighet.

Kännetecken för den här fasen:
→ Man skaffar sig strategier för att hålla kurs framåt.
→ Man gör det man måste och behöver för att inte falla tillbaka in i gamla beteendemönster.
→ Man kommunicerar tydligare kring egna behov och önskningar.
→ Man sätter gränser och tar sina egna behov på allvar.
→ Det finns en beslutsamhet kring vad man kan tolerera och inte tolerera i relationer.
→ Även om det kan hända att man faller in i gamla beteendemönster så är man snabbare på att komma på banan igen.

Du som befinner dig vid sidan av relationen kan känna eller uppleva:
→ Om det är en vän som du har stöttat kan du uppleva att balansen i er relation börjar stabiliseras. Nu finns det utrymme även för dig och dina problem.

Känslomässig frihet

Alla tar sig inte igenom alla fem faserna av förändringsprocessen. En del blir kvar i den destruktiva relationen. Men många lämnar ändå en kontrollerande partner, även om det kan ta flera försök innan slutgiltiga uppbrottet sker. För varje försök att bryta sig loss tycks de känslomässiga banden till partnern töjas ut och bli svagare tills de en dag brister. Tidigare nämnda

Holmberg och Enander beskriver frigörelsen från de känslomässiga banden såhär i boken *Varför går hon?*:

»Kärleken, hatet, medlidandet och hoppet bryts under den känslomässiga frigörelseprocessen, varpå kvarstår skulden och rädslan. Skulden bryts under den kognitiva frigörelseprocessen. Men rädslan kvarstår även efter denna.«

När man börjar få kontakt med vad man själv tycker, känner och vill i olika frågor och inte automatiskt hör den kontrollerande partnerns röst i huvudet har man kommit långt i att bli känslomässigt fri. Man har också kommit långt när det är naturligare att vara utanför den destruktiva relationen istället för i den. På resan mot känslomässig frihet är det, precis som på resan ur den destruktiva relationen, viktigt med en hjälpande omgivning. En samtalspartner, en god vän eller anhörig kan spela en viktig roll i läkandet.

Stötta processen att lämna

Berättelser om att lämna

I det här kapitlet kommer du få förslag på hur du kan stötta din egen eller någon annans förändringsprocess, men först ska vi ta del av Lena, Emma och Eriks berättelser om hur det var för dem att bryta upp från sina relationer.

Lena

Den psykiska misshandeln, vredesutbrotten och hoten om att ta till våld blandades upp med kärleksbetygelser och passion i förhållandet med Peter. Det här fortsatte skapa förvirring hos Lena. Hon uppskattar att hon och Peter gjorde slut ungefär fem gånger innan relation var helt över. Även om Lena kände att hon var tvungen att förändra sin situation så skedde många av de här uppbrotten i ett plötsligt vredesmod och när känslosvallningarna lagt sig blev hon och Peter tillsammans igen. De första uppbrotten försvårades också av att Lena inte hade hela bilden klar för sig, hon såg inte hur dysfunktionellt mönstret i deras relation var. Vid de senare uppbrotten, då hon hade sorterat i det som hände, var det lättare att gå.

»Då var det mycket lättare att lämna för då hade jag nånstans stärkt mig i att jag struntar om han går till någon annan, för jag kan ändå inte leva så här.«

Lena har många vänner som värnade om hennes bästa under tiden som relationen med Peter pågick.

Under de första uppbrotten var Lena öppen med vännerna kring de tankar och tvivel hon hade inför att lämna relationen. Men i takt med att återföreningarna blev fler ökade skamkänslorna. Att höra någon säga: »Vad var det jag sa« eller »Nu måste du lämna honom« var inte vad hon ville och behövde höra.

»Jag gav en bit av historien till en kompis och en annan bit till en annan kompis, så ingen hade ju helheten.«

Vissa vänner fick ändå veta mer än andra om hur det låg till i relationen. En del vänner var väldigt raka och sa att hon måste lämna Peter, för dem slutade Lena helt att berätta vad som pågick. För att använda Lenas egna ord: »Det var de snälla som fick veta.« Det var de vänner som inte dömde som Lena vågade öppna upp sig för eller i alla fall dela en liten skärva av sin värld med.

»Varje gång vi blev tillsammans igen efter ett uppehåll så ville jag ju introducera honom som Mr Nice Guy och visa upp för omvärlden att han hade ändrat sig. Men efter några månader så var han ju precis samma elaka person som förut.«

Efter ett uppbrott bestämde sig Lena och Peter för att flytta ihop som ett bevis på att de verkligen satsade på varandra. Men det som skulle ha varit en nystart ökade spänningarna i förhållandet. Ett halvår efter att de flyttat ihop kände Lena att hon var tvungen att avsluta relationen.

»Det var barnen som fick mig att gå för jag kände ju att de inte mådde bra.«

Det underlättade för Lena att fokusera på barnens välmående. Samtidigt var rädslan för att förändra situationen stor.

»Tänk dig att du aldrig vågat trotsa en person och sen ska du trotsa honom så mycket att du säger att du inte vill vara med honom. Jag var livrädd för konsekvenserna och för hur jag skulle göra rent praktiskt.«

Lena beskriver sina tankar som förvirrade. Små och stora frågor blandades med varandra. Skulle hon ta alla sina saker när han inte var hemma? Eller hur skulle hon göra rent praktiskt? I slutändan gjorde Lena ingen konkret plan, istället hände saker som ledde fram till ett avslut. Än en gång gjorde sig Lena fri och hon och Peter flyttade isär men dörren till relationen blev ändå inte helt stängd. Ännu en återförening följde och med den blev det nya turer i kärlekskarusellen, tills det åter igen tog stopp.

Det absolut sista uppbrottet hade föregåtts av en trevlig kväll. Peter, som hade ett stort musikintresse och skapade egen musik, frågade Lena vid matbordet om hon ville lyssna på hans senaste låt. Lena svarade att det ville hon. Efter att ha lyssnat på låten frågade Lena vem som hjälpt Peter med musiken. Den kommentaren räckte för att den goda stämningen skulle vara som bortblåst. Peter var kränkt.

»Så reser han sig upp, dukar av allting och går in i sitt sovrum och stänger dörren. Och då känner jag att nej det här har jag varit med om tusen gånger förr. Då tog jag faktiskt mina saker och gick hem till en kompis. Sen ringde han på morgonen och frågade 'Hur gör vi nu då?'. Då svarade jag att det var slut, men det tyckte ju inte han att det skulle vara. Men jag stod på mig och sa 'jag hämtar mina grejer imorgon, jag skickar ett sms innan jag kommer så slipper du vara i lägenheten.' Och så blev det. När jag var klar lämnade jag nycklarna och bara gick.«

Efter det här sista uppbrottet har det inte varit svårt för Lena att hålla dörren stängd för en ny återförening.

»Jag åkte iväg i tio dagar direkt efter det och skrev klart boken om vår relation som jag redan hade påbörjat. På något sätt var skrivandet terapi för mig för jag såg ju att den här mannen är sjuk. Jag förstod att det här inte är kärlek, att det aldrig går att bygga en relation på det här. Känslorna hade försvunnit.«

Efter uppbrottet gick Lena i terapi.

»Det var lite lustigt med terapin. Det är som att man tar en Alvedon när man får huvudvärk. Det känns bra i några timmar och sen börjar effekten klinga av. När jag hade pratat med terapeuten var allt så självklart. Då fanns det inga känslor att reda ut och det kändes så självklart att jag hade gjort rätt. Jag kände att det inte var fel på mig utan på Peter. Det där satt i cirka fyra fem timmar och sen började jag tvivla igen och tänka att: Gud, det där Peter sa om mig det kanske stämmer ändå? Men alla terapisamtal och många samtal med vänner gjorde ju att jag kunde fortsätta och sen hade jag ett jobb att gå till och mina barn. Jag hade rutiner. Det hjälper ju till väldigt mycket.«

Idag dejtar Lena en ny man.

»Det har faktiskt varit väldigt svårt att känna tillit till en annan man, men idag lever jag i en relation med en bra normal man. Det är skönt att det finns normala män.«

Emma

I relationen med Henrik växte Emmas känslor av otillräcklighet. På ett besök hos barnavårdscentralen nämnde Emma för sköterskan hur hon kände varav hon fick ett telefonnummer till en kurator på vårdcentralen. Telefonnumret blev liggande tills Emma, vid ett senare tillfälle, började visa tecken på utmattningssymptom. Att kuratorn då pekade på det uppenbara, Henriks dåliga beteende, var en ögonöppnare för Emma. På Emmas initiativ och som ett försök att rädda relationen började hon och Henrik gå till familjerådgivningen som kommunen erbjuder. Erfarenheten av detta blev tudelad.

»Den första rådgivaren gjorde bara situationen värre. Då fick Henrik vatten på sin kvarn. Som tur var fick vi snart en annan rådgivare som var bättre. Hon pekade på Henriks sätt att trycka på mina och min familjs svagheter. Han menade att man som par inte bör fokusera på dessa utan istället försöka lyfta varandra. För mig var det bra att få höra någon annan säga att vissa saker som han gjorde inte var okej. För mig var ju allt väldigt normaliserat. Att någon annan påtalade det gjorde att det blev svårare för mig att blunda för det.«

Emma anförtrodde sig löpande till en vän om hur det var hemma men inledningsvis var det mer av ett beklagande. Först ett år innan det slutgiltiga uppbrottet blev samtalen med väninnan av mer allvarlig och djup karaktär. Även om Emma där och då inte hade landat i att relationen var destruktiv så kunde väninnan ändå spegla att Henriks beteende inte var okej.

»Hon fick mig att för första gången tänka tanken på att ta steget och lämna honom. Innan hade jag alltid slagit bort den tanken och tänkt att det inte ens var ett alternativ. Tanken om kärnfamiljen var så stark för mig och det har Henrik också alltid tryckt så mycket på. Man skiljer sig helt enkelt inte. Mina föräldrar är skilda medan Henrik kommer från en kärnfamilj. Det där fick jag ju ofta höra. Att det var ett nederlag att skiljas, ett svek och att min familj var sämre än hans eftersom mina föräldrar var skilda.«

Att väninnan speglade det som pågick i relationen, utan att försöka forcera fram ett beslut som Emma inte var redo för, tror Emma var en nyckel för att kunna ta emot väninnans stöd.

»Det hade inte varit hjälpsamt om någon hade sagt vad jag skulle göra. För mig var det viktigt att själv få komma fram till beslutet att lämna, men med stöd från andra.«

I efterhand tror Emma att det var en kombination av att prata med väninnan och de situationer som uppstod när hennes familj kom på besök som bidrog till insikten att hon måste lämna Henrik. När det som hände inte bara påverkade henne själv blev det tydligare att problemen inte handlade om att hon var överkänslig eller inbillade sig saker.

»Jag kunde stå ut med mycket själv men det blev svårare när det drabbade andra. Då blev jag ju tvungen att försvara och förklara hans beteende. Till slut kom jag fram till att han inte skulle förändras.«

Emma ville inte heller att barnen skulle växa upp och tro att det var så här ett förhållande skulle vara.

»Jag insåg att jag antingen fick finna mig i att ha det som jag hade det eller också var jag själv tvungen att göra en förändring. Jag kände att jag inte kunde fortsätta leva som jag gjorde, jag mådde alldeles för dåligt. Så då bestämde jag mig för att lämna.«

Det tog många år innan Emma insåg att relationen med Henrik var destruktiv men när hon väl tänkt tanken att lämna fullt ut, hade hon svårt att släppa den. Emma fantiserade om friheten som det skulle innebära att leva själv. Efter nitton år tillsammans varav tolv som gifta landade hon i ett beslut.

När Emma berättade för Henrik att hon ville skiljas blev han förkrossad och lovade bättring. I stunden klarade Emma inte av att se Henrik ledsen och tog tillbaka sitt beslut. Under någon vecka blev det en aning bättre men eftersom Emma redan hade kommit så långt i sina tankar gick det inte att gå tillbaka till det som varit. Några veckor senare hade Emma återigen bestämt sig. Den här gången stod hon fast vid sitt beslut.

»Dagen efter jag hade sagt att jag ville skiljas försvann han med vår äldsta dotter Maja och svarade inte i telefon. Vi hade tidigare kommit överens om att vi gemensamt skulle berätta för barnen att vi skulle skiljas. Han hade inte med sig några saker till Maja och hon får dessutom medicin dagligen som de inte hade med sig. Jag fick ingen kontakt med honom och visste inte om det hade hänt dem något. Jag ringde till polisen men de kunde inte göra något eftersom vi har gemensam vårdnad. Det var fruktansvärt inte veta hur länge de skulle vara borta och om de råkat ut för något. Först vid midnatt kvällen därpå kom han hem och då hade han redan berättat för Maja att vi skulle skiljas.«

Tiden från det att Emma meddelat att hon ville skiljas till att hon och Henrik flyttade isär blev väldigt svår.

»Efter att jag berättat att jag ville skiljas, men innan jag flyttade ut, ville Henrik att vi skulle prata. Han höll mig vaken till sent in på nätterna för att prata i timmar. Det gick aldrig att komma fram till något. Vad jag än sa så var det fel. Han vände och vred på allt jag sa, det var bara ett sätt att trötta ut mig.«

Två veckor innan Emma fick tillgång till sitt nya boende kastade Henrik ut henne från det gemensamma huset.

»Jag fick sova över hos min syster. När jag kom tillbaka dagen efter hade han bytt lås och släppte inte in mig. Jag fick inte träffa barnen. Först senare på kvällen fick jag komma tillbaka för att ta hand om barnens läggning.«

Tiden efter separationen blev fruktansvärd den med. Henrik övertygade Emma om att det var en god idé att spendera semestern ihop. Med förevändningen att det var för barnens skull föreslog han att de skulle åka på en gemensam husvagnssemester i tre veckor.

»Det var den värsta sommaren i mitt liv. Jag var fast i situationen. Indirekt hotade han med att inleda en vårdnadstvist om jag åkte därifrån. Hade jag trots det valt att åka hade jag inte fått veta när jag skulle få träffa barnen igen.«

Vid ett tillfälle under den här semestern höll Emmas mobil på att ladda ur. Eftersom hon var osäker på pinkoden till SIM-kortet ville hon absolut inte att mobilen skulle stängas av.

»Telefonen var min enda kontakt med omvärlden under den här resan. Utan kontakten med min familj och mina vänner skulle jag inte ha klarat av situationen.«

När Henrik bad Emma kolla upp en sak på mobilen sa hon nej och förklarade att hon hade dåligt med batteri.

»Då gick han in för att se till att min telefon skulle ladda ur. Han ringde oavbrutet och skickade en massa sms, trots att vi stod bredvid varandra. Han vägrade gå till den parkerade bilen där laddaren fanns. Det fortsatte såhär under trekvart tills jag och barnen tilläts gå till bilen. Men hela tiden fortsatte han ringa mig på min mobil.«

Situationen blev än mer absurd. Vid parkeringen vägrade Henrik öppna bilen. När Emma och barnen en kvart senare fick sätta sig i bilen vägrade Henrik starta bilen så att Emma kunde ladda mobilen.

»Han krävde att jag skulle ha kartfunktionen igång på min mobil. Jag svarade att vi skulle använda hans eller äldsta dotterns telefon istället men han vägrade. När han äntligen startade bilen satte jag min telefon på laddning men han drog bara ur laddaren gång på gång. Äldsta dottern hjälpte mig då att ladda mobilen via uttaget i baksätet. När Henrik upptäckte det låtsades han kasta ut laddarna, vilket gjorde äldsta dottern väldigt ledsen.«

Familj och vänner erbjöd sig att åka och hämta Emma och barnen men Emma var rädd att barnen skulle hamna i en obehaglig situation. Att de skulle få bevittna bråk eller tvingas välja vem de ville vara med. Så Emma härdade ut.

»Han tog verkligen alla chanser att manipulera, trycka ned och förminska mig under resan. Det här varvade han med att stundtals vilja kramas och vara nära.«

Kommunikationen kring barnen var katastrofal efter att Emma flyttade ut. Under lång tid svarade Henrik inte på Emmas sms. Emmas ville att hon och Henrik skulle komma överens om ett upplägg för barnen men han vägrade och förhalade diskussioner vilket innebar att vardagen blev full av ovisshet. Han tog dessutom varje tillfälle att prata illa om Emma.

»Henrik sa till barnen att de skulle vara spioner när de var hos mig eller hos min familj. Han sa saker som: ʽMamma älskar inte er, hon tänker bara på sig självʼ och ʽMamma förstör den här familjenʼ och ʼMamma överger erʼ. Barnen har också berättat att deras pappa har sagt att jag är en förrädare och frågat dem om det finns fler förrädare i familjen. Vid en av de första överlämningarna efter separationen ville sonen springa till mig för att kramas, Henrik höll då fast honom i ryggsäcken för att han inte skulle kunna komma fram till mig.«

Emma sökte stöd hos familjerätten för att komma tillrätta med problemen men eftersom stöd från dem bygger på frivillighet hos föräldrarna så kunde de inte hjälpa till. Kan föräldrarna inte enas om vad som ska gälla för barnen återstår att göra upp vad som ska gälla för barnen rättsligt. Slutligen gick Henrik ändå med på att delta i samarbetssamtal hos familjerätten men Emma kände inte att hon fick det stöd som hade behövts.

»Henrik fick väldigt stort spelrum hos familjerätten och trots att det var uppenbart att han inte följde det vi kommit överens om så hände ingenting. Han fick utrymme att fortsätta med sina insinuationer och anklagelser mot mig. Efter att det inkom en orosanmälan för barnen som rörde Henrik startades en utredning. Då fick jag höra att Henrik sagt till barnen att de inte fick berätta om vissa saker för om de gjorde det skulle de hamna i fosterfamilj.«

Under den här perioden kunde Emma ringa och sms:a sin bästa väninna oavsett tid på dygnet. Hungern efter bekräftelse var stor. Emma behövde få höra att hon fattat rätt beslut, att det var Henrik som gjort fel och inte hon. Väninnan bekräftade henne och fanns där med kloka råd och skarpa analyser och även Emmas familj fanns som stöd.

»Länge hoppades jag på att min och Henriks relation skulle bli bättre. Jag trodde den kunde bli det om vi bara fick hjälp med de saker som vi grälade om. Som till exempel att han inte tyckte att min familj ställde upp tillräckligt för oss. Eller att han inte ville att barnen skulle träffa min bror. Och att han skulle förstå att jag inte var sugen på sex när det hela tiden kändes som ett krav. När jag väl insåg att relationen var osund kunde jag se så många exempel på det destruktiva. Det har varit lättare att se exempel på det och att nå de här insikterna efteråt, när jag har fått lite distans till allt.«

Emma hittade en grupp på Facebook för kvinnor med liknande erfarenheter av destruktiva relationer. Hon kände att det var stärkande att läsa om dessa kvinnors upplevelser och det gav henne insikten om att hon inte var ensam. I gruppen kunde Emma ställa frågor och få stöttning.

»Sommaren när jag lämnade var så fruktansvärd och mitt enda mål var att överleva den rent psykiskt. Jag fick ju aldrig möjlighet att stanna upp och reflektera över vad som hänt och hur jag mådde så jag ville ha hjälp med att bearbeta mina upplevelser. I den här gruppen blev jag tipsad om en grupp-verksamhet för kvinnor med liknande erfarenheter som hölls av Enheten mot våld i nära relationer.«

Emma tog kontakt med enheten och fick träffa en kurator som var specialiserad på den här typen av problematik. Hos kuratorn fick hon hjälp med att inse vad hon blivit utsatt för och hjälp att sätta ord på det.

»Jag insåg då att det handlade om psykisk misshandel och fick verktyg för att bemöta honom. När jag träffat kuratorn i några månader blev jag erbjuden att delta i gruppverksamheten. Där fick jag träffa andra i samma situation och vi delade erfarenheter med varandra. Att se att det är helt vanliga kvinnor som blir utsatta för våld i nära relationer var hjälpsamt. I gruppverksamheten fick vi bra utbildning i olika typer av våld och dess mekanismer.«

Det Emma konsekvent har saknat är stöd i hur man kan bemöta barnen och stöd i att stärka dem i deras relation till deras pappa. Hur kan man få dem att förstå att vissa saker som pappa gör inte är okej utan att för den sakens skull prata illa om deras pappa?

»Jag har tvivlat väldigt mycket på mina egna upplevelser. Om de har varit tillräckligt hemska eller om det är mig det är fel på och om jag kanske varit lika hemsk som han. Men jag har ändå lärt mig att min känsla är min. Ingen kan ta ifrån mig min upplevelse. Om jag känner att något känns fel så är det så. Jag har också insett att det är skillnad på varför han har agerat som han har gjort och varför jag har agerat som jag har gjort. Hans syfte har varit att utöva makt och kontroll medan mitt syfte har varit att överleva. Man vill inte tro att ens relation är giftig. Erkänner man det för sig själv så innebär ju det att man måste göra något åt situationen. Man vill heller inte vara ett offer och det är man inte heller, man har blivit drabbad av en känslomässigt omogen person.«

Eftervåldet pågår i högsta grad än idag för Emma och barnen. När Emma och Henrik är oense tvekar han inte att säga till barnen att Emma är en dålig mamma. Och än idag drar Henrik upp Emmas familj i diskussioner. Emma tycker det är jobbigt att se hur det påverkar barnen. Sonen har sagt till Emma: »Pappa blir arg på mig när jag är ledsen och saknar dig.«

»Trots att vi kommit överens om att sköta överlämningarna snyggt för barnens skull så hälsar han inte när det är dags. Det är knappt att han öppnar ytterdörren ens när jag kommer för att hämta barnen. När han lämnar dem hos mig gör han det en bit bort från mitt hus och låter dem gå sista biten hem själva. Allt det här uppfattar ju barnen och det påverkar dem.«

Idag kommunicerar Emma och Henrik enbart via sms, många gånger vägrar Henrik svara.

»Jag är saklig i våra konversationer och försöker att inte ge mig in i diskussionerna med Henrik. Jag svarar honom inte i affekt utan väntar hellre en stund för att kunna ge honom ett sansat svar. Jag är noga med att inte prata illa om Henrik i barnens närvaro men jag försvarar honom inte när hans beteende inte är okej.«

Även nu, på andra sidan förhållandet, händer det att Emma tvivlar på det hon upplevde i relationen. Då påminner hon sig själv om Henriks beteende efter separationen. De scener som utspelade sig då har blivit som ett sorts bevis för hur destruktiv relationen var och fortfarande är.

Erik

Det tog hårt på Erik att tvingas välja bort relationen med sin familj i utbyte mot att behålla relationen med Angela.

»Efter några år ställde jag ultimatum och sa att jag ville skiljas om vi inte försökte få det att fungera med min familj igen.«

Men det blev ingen skilsmässa. Händelser inom familjen gjorde att Erik inte fullföljde tanken.

»Jag var nog inte där mentalt. Min familj såg ju på mig att det inte var bra men jag var stängd inför att ta emot deras stöd.«

Relationen med Angela blev inte bättre och till slut tog Erik ändå klivet och lämnade.

»Det var en liten grej som rörde barnen som fick bägaren att rinna över. Jag tog av mig ringen och sa: 'Nu skiter vi i det här.' Jag hade ju funderat på att lämna under en lång tid men i det ögonblicket var det bara nog.«
Angela reagerade först starkt.

»Hon spelade ut hela sitt känsloregister och bedyrade att hon älskade mig men sen gick hon över till att fråga när vi skulle berätta för barnen och hur vi skulle lösa de praktiska frågorna.«

Det plötsliga skiftet i fokus tror Erik handlade om att sätta press på honom och få honom att ändra sig. Men den här gången hade han bestämt sig och stod på sig. Angela berättade på eget bevåg för barnen att hon och Erik skulle separera och att det skedde på Eriks initiativ.

Länge höll Erik inne med det som pågick i relationen med Angela. Skammen var djup och förhoppningen var att han och Angela skulle kunna reda ut det som felade. På ytan såg de också ut att ha det bra. De bodde bra, hade stabil ekonomi och en ordnad livssituation. Men en person fick veta mer än andra. Det fanns en kvinna i Eriks närhet som successivt blev hans förtrogna. Den här kvinnan hade egna erfarenheter av destruktiva relationer.

»Vi kunde stötta varandra. Hon var den första som fick veta när jag bestämt mig för att lämna Angela. Några månader innan jag och Angela separerade berättade jag läget för min familj.«

Vid det här laget hade Angela börjat sprida rykten om Erik i samhället där de bodde.

»Jag kände att jag behövde ge folk min version av berättelsen. De flesta trodde mig. Någon sa att de inte ville välja sida även om de bekräftade att min version av berättelsen hängde ihop.«

Snart blev kontakter med socialtjänsten en del av vardagen.

»Det som har varit jobbigt i kontakten med socialen är att behöva berätta min historia om och om igen för ny personal. Att varje gång behöva börja från början och bemöta Angelas lögner. Men i det långa loppet har de ändå trott mig.«

En socialsekreterare som såg hur nedbruten Erik var förmedlade en kontakt med en samarbetande verksamhet som vände sig till våldsutsatta.

»Där och då såg jag inte att mitt problem skulle vara så stort att det fanns ett behov av stöd. Jag resonerade att det fanns andra som behövde mer hjälp än jag. Men jag kan inte vara tacksam nog för min kontakt inom den här verksamheten. Han har varit ett otroligt stöd. Han sa: 'Erik, av de pappor jag pratar med så är 90-95 procent de som själva utövar våld, men du är ju faktiskt utsatt för våld'. Jag önskar att jag hade fått veta tidigare att det finns verksamheter som är tillgängliga för att lyssna på en.«

Erik har reflekterat över mansrollen och över att ha blivit utsatt för psykisk misshandel.

»Jag tror tyvärr att det finns mycket tabu för en man att prata om att man är utsatt för våld. Det finns en stark rädsla för att man inte ska bli trodd. När jag väl öppnade upp mig så ville jag känna att den jag pratade med lyssnade. Jag kände: 'låt mig få berätta min historia, sedan kan du få välja sida eller tro vad du vill. Tror du inte på mig, fine, men ta dig i alla fall tiden att lyssna!' Tyvärr tror jag att det är många män som är i samma situation som jag var i och som tänker: 'en bra karl reder sig själv'. I det här fallet är det inte så. Man behöver någon som lyssnar och man behöver få ur sig sin historia. Framför allt att vi som varit med om detta får höra att det inte är vi som är sjuka eller har gjort något fel. Jag har haft en otrolig tur i kontakten med min kommun, att de har välutbildade personer som oavsett kön har kunnat se att det rör sig om våld. Jag är oerhört medveten om att många kvinnor upplever det rakt motsatta. Det är viktigt att myndighetsanställda får utbildning i de här frågorna.«

Idag befinner sig Erik och Angela mitt uppe i en vårdnadstvist om de gemensamma barnen. Något samarbete i frågor som rör barnen är det inte tal om.

»Vi har noll samarbete även om hon vill påstå det inför socialen och familjerätten. Samarbete för henne är när man gör som hon vill. »
Barnen vittnar om en vardag hos sin mamma där spelreglerna ständigt ändras.

»Barnen har berättat att det vissa kvällar är okej att lägga sig 22:30 trots att det är skoldag dagen därpå, men nästa dag kan Angela skälla ut dem om de inte sover redan vid 20:30. Ena barnet vill bo mer hos mig men det bemöts inte av henne överhuvudtaget. Jag överkompenserar nog i min föräldraroll ibland men jag har struktur och ramar för barnen vilket jag tycker och tror är viktigt. Hon påstår att jag ljuger om saker och säger att jag manipulerar barnen. Angela drar sig inte heller för att dra in barnen i våra konflikter. Hon pratar illa om mig med kompisar i telefon när barnen hör det. Jag har aldrig pratat illa om Angela framför barnen.«

Angela kräver omedelbara svar från Erik när hon undrar något om barnen men när situationen är omvänd så svarar hon inte eller skiftar fokus för att slippa svara. Därmed når information som rör barnen inte fram till Erik eller också kommer den för sent. I vissa situationer kan Angela agera i motsats och överlåta till Erik att ensam fatta beslut kring barnen. Om det i efterhand visar sig att det var fel beslut skyller hon på Erik. Med tiden har Erik hittat strategier för att hantera relationen med Angela. Lämning och hämtning av barnen sker på en neutral plats och på inrådan av jurister sker all kommunikation numer skriftligt. Erik försöker också välja sina strider med Angela utifrån vad han tror blir bäst för barnen.

»Det har tagit tid att lära mig att endast reagera på det som är viktigt. Den normala reaktionen när du utsätts för lögner eller påståenden som inte stämmer är ju annars att gå i försvar och börja förklara dig. I normala fall kan man ha en dialog men det är helt lönlöst med Angela. Personer som hon är inte ett dugg intresserade av att höra vad du har att säga. De vill provocera dig och får energi av det. Blir du förbannad så har de bara fått ut vad de ville av situationen.«

Strategier till trots så händer det ibland att Erik inte kan låta bli att blotta Angelas fulspel inför andra.

»Jag gör det i vetskap om att det kommer slå tillbaka på mig själv tiofalt men ibland kan jag bara inte se genom fingrarna. Hennes vrede kommer givetvis, men i stunden kan jag ändå inte låta bli att känna lite tillfredsställelse.«

Idag tar Erik emot mer hjälp av omgivningen än vad han gjorde tidigare.

»Jag skäms inte för att jag behöver hjälp. Jag inser att jag till exempel aldrig kommer att reda ut de juridiska frågorna själv. Ja, det kostar mig pengar att ta juridisk hjälp, men det ger mig också lugn i sinnet. Jag inser ju att alla inte har den möjligheten men det underlättar.«

Gemensamma nämnare

Att det är svårt att bryta upp och lämna bekräftas av Lena, Emma och Eriks berättelser. Lena gjorde flera försök att bryta upp innan hon lyckades. Då, när hon lyckades ta sig loss, hade alla känslor för Peter försvunnit. Emma och Erik gjorde också flera försök att bryta upp från sina förhållanden innan de klarade av att fullfölja. Att avsluta relationerna var något som växte fram för dem under lång tid och barnens välmående fungerade som en sporre för att fullfölja.

Emma och Erik har gemensamma barn med sina expartners. För dem fortsatte våldet efter att relationerna avslutades. De gemensamma barnen användes av deras expartners som verktyg för att fortsätta utöva våldet. Emma och Erik har kämpat för att hitta strategier för att hantera relationen med sina ex och skydda barnen så gott det går mot det destruktiva.

Till en början anförtrodde sig Lena, Emma och Erik till några få förtrogna vänner om hur de hade det i sina relationer. Den förtrogna spelar en viktig roll i det att hon eller han håller upp en spegel för det som utspelar sig i relationen. För Emma blev det ett viktigt steg mot att lämna relationen när omgivningen speglade hennes situation. Det var först då som hon kunde se på sig själv i relationen med lite distans. Samtliga vittnar också om att det är svårare att se andra råka illa ut av partnerns beteende än att själv utsättas för det. Det blir svårare att bortförklara det som sker när andra drabbas av partnerns destruktiva beteende. Varteftersom de känslomässiga bindningarna luckrades upp desto mer släppte Lena, Emma och Erik in omvärlden i det som hände. För att läka gick Lena i terapi. Emma och Erik tog emot stöd från verksamheter som arbetar med våldsutsatta. Skammen och skulden började släppa när de insåg att de inte bar ansvar för det de utsattes för.

Stötta dig själv på resan ur relationen

Det här avsnittet riktar sig specifikt till dig som lever i en destruktiv relation.

Om du stöttar någon annan, gå vidare till avsnittet *Stötta någon annan i att ta steg ut ur relationen.*

Att leva och vara mitt uppe i en destruktiv relation innebär ett stort stresspåslag i livet. Det kan kännas som att du med nöd och näppe hänger kvar i tillvaron. Men även om du känner på det viset behöver du förmodligen i viss mån bete dig som att du håller ihop. Alltså kämpar man för att se ut som och agera som sitt vanliga jag – gå upp på morgonen och klä på sig, dyka upp på jobbet, handla, ta barnen till skolan, laga mat och gå på föräldramöten. Man gör allt detta och mer därtill men hotet om att man snart inte kommer klara det längre hänger ständigt över en.

När vi människor känner oss hotade aktiveras våra instinkter som ett svar på det upplevda hotet eller faran. Autopiloten slås på. När det sker tar vi antingen upp kampen och slåss, lägger benen på ryggen och flyr eller, i metaforisk bemärkelse, så spelar vi döda. Att spela död innebär att vi stelnar till och låter det som händer hända. Det här är överlevnadsinstinkter och kallas för kamp-, flykt- eller frysresponser. Att tänka ut en strategisk plan eller att vara kreativ är väldigt svårt i det här läget. Vi har ju fullt upp med att slåss, fly eller stå ut med det som händer oss.

Steg ut ur överlevnadsläget

Att då och då hamna i ett läge där man gör vad man behöver för att överleva är normalt men att ständigt leva med autopiloten påkopplad är orimligt. Det är ett hot mot vår fysiska och psykiska hälsa. Särskilt när det pågår under lång tid. När vi inser att vi befinner oss i överlevnadsläget behöver vi därför jobba med att förändra vår situation på något vis.

Att ens tänka tanken på att lämna den man älskar, den man är livrädd för eller den man är ekonomiskt beroende av kan vara en alldeles för stor och skrämmande tanke. Det är okej att inte veta hur man ska agera. Att vara osäker, känna sig otrygg och rädd. Och att inte ta något steg varken åt det ena eller det andra hållet. På sikt landar du säkert i vad som blir bäst för dig i den här situationen. Det du kan göra för att hjälpa dig själv nå fram till en mer säker position, är att samla på dig information som underlag för ett framtida beslut. Din kartläggning kan fungera som ditt personliga besluts- underlag som kan vägleda och stärka dig när du tar steg åt ettdera håll. Du kan inte involvera din partner i det här. Det kan vara en ovan tanke. I en sund relation kan man dela tankar och funderingar men det här gäller inte i en destruktiv relation. Partnern med kontrollbehov kommer högst sannolikt att skapa drama om han eller hon får reda på att du har betänkligheter om er gemensamma framtid. Det kan till och med bli farligt och våldet kan eskalera om din partner får nys om detta. Alltså, försök samsas med tanken på att det här är din alldeles egna process. Det kan vara värt att påminna dig om att du har all rätt att utforska dina känslor och sortera i det som sker.

Generella råd

Saker kan hända i relationen som tvingar dig att lämna trots att du inte känner dig känslomässigt redo för det eller har planerat för det. Därför gäller vissa råd oavsett var i förändringsprocessen du är.

Dessa råd är:
   ♥ **Alla former av våld är fel – håll kontakten med det du vet.** Du

förtjänar inte under några omständigheter att bli illa behandlad eller skadad!

♥ **Ta hjälp.** Det här gäller oavsett hur du känner inför att stanna eller lämna relationen – du behöver andra som bollplank och stöd i det här, var inte ensam.

♥ **Gör en plan för din och eventuella barns säkerhet.** Fundera på vad du skulle göra om du behöver lämna den här relationen i all hast. Vart tar du vägen om du måste lämna akut? Vem kontaktar du? Du kan ta stöd av jourverksamheter som arbetar med våldsutsatta. De kan hjälpa dig att göra upp en plan för din säkerhet. Att lämna en destruktiv relation kan vara förenat med fara och även om det inte skulle vara det i ditt fall så är det en snårig terräng att vandra i utan någon form av kompass eller karta. Våldet trappas ofta upp när personen med kontrollbehov anar att han eller hon håller på att förlora kontrollen. Tänk även på att det kan vara farligt att berätta för eventuella barn om att du planerar att lämna.

Lena, Emma och Erik vars berättelser vi har fått följa genom den här boken har ett medskick till dig som lever i en destruktiv relation:

♣ Våga prata om det som händer!

♣ Du vet att du gör allt du kan för dig själv och dina eventuella barn och det är tillräckligt.

♣ Var inte rädd för att utesluta personer som inte står på din sida. Det är ingen förlust i det långa loppet.

♣ Var snäll mot dig själv och ta inte på dig skulden för situationen du befinner dig i. Klandra inte dig själv, lägg skulden och skammen där den hör hemma istället.

♣ Förminska inte dina upplevelser, tänk inte att det som händer inte är så farligt och att andra har det värre. Lita på din känsla!

♣ Försök inte få din partner att förstå. Det är ingen idé att lägga energi på det. Det är omöjligt att få förståelse från en person med det här beteendemönstret.

* I en sådan här situation gör man sällan eller aldrig något för sig själv och i den här typen av relation blir man också intalad att man inte är värd något. Att göra något för sig själv och samtidigt aktivt tänka att man är värd det kan ändra känslan av att man är värdelös.

* Tro på dig själv även om det känns jobbigt. Det är jobbigt men nödvändigt. Släpp prestigen, våga blotta dig och berätta allt, det hjälper folk att förstå och det blir som terapi för dig. Skäms inte för vad du gått igenom och stå för vad du säger. Ljug inte eller bre på, det räcker långt att berätta bara vad du blivit utsatt för. Riktiga vänner kommer finnas kvar.

* Den som lever i en destruktiv relation kan ibland ha svårt att avgöra om relationen är »tillräckligt« destruktiv eller om det »bara« är man själv som överdriver. Så läs på, googla, gå med i stödgrupper på nätet (tips att göra det i fingerat namn), och läs alla böcker du kan. Och framförallt, var inte rädd för att berätta din historia. Börja med dem som du känner dig tryggast med, fortsätt sedan vidare. Stå upp för dig själv och berätta utan att skämmas.

* Försök att vara saklig och så kortfattad som möjligt i kontakten med din partner. Skala av alla känslor.

* Glöm inte att ta hand om barnen. Blanda inte in dem i konflikten med din partner eller expartner.

* Prata känslor med ditt barn och berätta att de har rätt att tänka, tycka och känna som de gör.

Ett avslutande råd kommer från Moa som arbetar på kvinnojour:
* Om du är medveten om att din relation är destruktiv men samtidigt

varken har orken eller viljan att bryta upp här och nu – kom till en jourverksamhet på stödsamtal!

Stötta dig själv i förändringsprocessens olika faser

Du kommer nu att få förslag på hur du kan hjälpa dig själv genom förändringsprocessens olika faser. Du kan läsa avsnittet i sin helhet, du kan också välja att enbart läsa råden för den fas av förändringsprocessen som du tror att du befinner dig i just nu. Känn dig fri att plocka de råd som känns rimliga utifrån din situation, men jag vill också utmana dig att våga titta närmare på det som känns tungt, svårt och jobbigt – för du är värd att leva det bästa liv du kan leva. Du har säkert tankar om var i förändringsprocessen du själv är, om inte, återbesök kapitel 2 och avsnittet *Förändringsprocessens roll i att lämna*. Eftersom förändringsprocessen kan svänga är det viktigt att uppmärksamma tecken på att du själv har backat tillbaka till en tidigare fas av processen och hela tiden jobba utifrån ditt nuläge.

När du känner dig stängd inför att lämna

Om du är stängd inför tanken på att lämna den destruktiva relationen så kan det ha olika orsaker. Det kan till exempel kännas orimligt att tänka att relationen skulle vara destruktiv. Du kan ha tagit på dig en stor del av skulden för det som sker i relationen. Eller, du kan tänka att du och din partner, på något vis, ska kunna komma tillrätta med de problem ni har. Om du iakttar vad rösten i ditt huvud säger – vad säger den då när du tänker på att lämna? Att du trots allt älskar din partner? Att det egentligen är synd om din partner? Att du är rädd för honom eller henne? Dina tankar pekar ut vad det, i alla fall delvis, är som håller dig kvar i relationen.

Förslag på hur du kan stötta dig själv för att komma vidare:
- ♥ **Lär dig mer om sunda och osunda relationer och skillnaderna dem emellan.** Att lära sig mer om destruktiva relationer är viktigt för att kunna se mönster och dra slutsatser av det som sker. Läs böcker, lyssna på poddar

och sök på internet. Känner du igen dig i det som beskrivs? Eller känns de samlade erfarenheterna du hör och läser om främmande för dig?

♥ **Bryt isoleringen.** Hitta någon vars omdöme du litar på och kan anförtro dig till. Våga berätta om de tankar och funderingar du har. Även du som är osäker på om du är i en destruktiv relation är välkommen att ta kontakt med en kvinno- eller mansjour. Du kan också söka stöd hos psykolog men säkerställ att denne har kunskap om destruktiva relationer. En sund relation tål att synas i sömmarna. Och om relationen är osund så förtjänar du att veta det för att kunna ta beslut för framtiden.

♥ **Försök förstå dina känslor.** Det är vanligt att känna att man inte kan eller vill lämna en partner, även om han eller hon beter sig illa. Acceptera dina känslor men försök förstå vad dina känslor bottnar i. När vi förstår oss själva kan vi lättare göra medvetna och goda val.

♥ **Svara på några grundläggande frågor.** Även om du inte tror att det kommer bli aktuellt och även om det känns avlägset, våga fundera på vad du skulle göra om du behöver lämna den här relationen i all hast. Om det, trots allt, skulle visa sig att din partner är farlig. Vart tar du vägen om du måste lämna akut? Vem kontaktar du?

När du överväger att lämna

Den här fasen kännetecknas av ambivalenta känslor. Orkar du härda ut det svåra? Vad är rätt och vad är fel i den här situationen? Vad innebär det om du faktiskt skulle ta steget och lämna? Det okända kan kännas väldigt stort och skrämmande. Du kan vela mellan valet att lämna relationen och din önskan att stanna kvar och försöka reda ut det som skaver. Det är en stor kartläggning som pågår nu.

Förslag på hur du kan stötta dig själv för att komma vidare:
♥ **Våga berätta hur det är.** Ensam är inte stark. Börja gå på stödsamtal hos en jourverksamhet som vänder sig till våldsutsatta för att få hjälp

i att sortera i tankarna. Det är gratis och du har rätt att vara anonym. Ett annat alternativ är att söka stöd hos psykolog, men säkerställ bara att denne har kunskap om destruktiva relationer.

♥ **Väg för- och nackdelar med att lämna relationen.** Vänd och vrid på dina förhoppningar och farhågor kopplat till att lämna relationen. Det kan du göra genom att till exempel att skapa en plus- och minuslista. Prata gärna med någon som du litar på för att addera till ditt egna perspektiv.

♥ **Sök information.** Det finns många böcker på temat våld i nära relationer. Längst bak i den här boken hittar du en litteraturlista som kan fungera som inspiration. Du kan också söka information på nätet, lyssna på poddar eller hitta information på sociala medier. Du kan prata med personer som har erfarenhet av relationer rent allmänt. Om människor i din omgivning inte har erfarenhet av våld i nära relationer så kanske du har någon i din omgivning som tycks ha en sund och kärleksfull relation? Vad är det för spelregler som gäller i den? Hur beter de sig mot varandra? Vad är okej och vad är inte okej i deras relation? Att skapa dig en bild av vad en sund relation är kan hjälpa dig kartlägga hur det är ställt med din nuvarande relation.

♥ **För dagbok.** Att skriva dagbok och dokumentera hur du mår och vad som händer är ett bra verktyg. Dokumentationen kan fylla många syften; bevismaterial, ett sätt att minnas, en hjälp att sortera i känslor och upplevelser och ett stöd i att se mönster i det som sker. När partnern påstår att man minns fel, att man har fått allt om bakfoten och inbillar sig saker, så finns det ett stort värde i att kunna gå tillbaka och påminna sig om hur det var. När du skriver kan du med fördel notera datum och tidpunkt för det som händer och eventuella vittnen. Säkerställ så att din partner inte kan komma över det du skriver.

♥ **Skapa utrymme för dig.** I en osund relation läggs oproportionerligt mycket tid på personen med kontrollbehov. Vad han eller hon behöver, tycker och tänker, har en tendens att konsumera stora delar av ens vakna tid. Det här skapar få luckor för att reflektera över egna behov. Den konstanta stressen i förhållandet är också skadlig för din hälsa och den gör att du lätt tappar kontakten med dina egna känslor. Försök skapa dig en frizon där din partner och era problem inte kommer åt dig. En zon där du kan få lov att få lite utrymme och distans till det som sker. Kan du hålla fast vid eller återuppta något intresse? Börja träna? Gå en kurs? Spendera mer tid med familj och vänner? Resa bort ett tag?

♥ **Hitta ditt varför till att en förändring är nödvändig.** Även om det är önskvärt att du känner medkänsla för dig själv och tar dina egna behov på allvar så är det inte alltid man gör det. Att leva i en destruktiv relation tär på självbilden och självförakt kan ha blivit till en ovälkommen gäst i livet. Om du inte har motivationen att göra en förändring för din egen skull, fundera på vad det är som du värderar högt i ditt liv. Vill du att det ska bli bättre för dina nuvarande eller framtida barn? Eller ger tanken på att kunna återuppta kontakten med vänner och familj energi som kan motivera dig att ta steg bort från det destruktiva? Ta fasta på det du värderar högt för att hitta ditt varför till att en förändring är nödvändig.

♥ **Anamma ett proaktivt tänk.** Även om du just nu håller det för otroligt så tillåt dig åtminstone för en liten stund att tänka på vad det skulle innebära om situationen ändras och du lämnar. Om du låtsas att du är i den situationen nu, vilka steg tror du att ditt framtida jag skulle tacka dig för om du gjorde idag? Behöver du ställa dig i bostadskö? Säkerställa att du har ett arbete och kan försörja dig? Avsätta en del av din lön på ett eget sparkonto? Undersöka vilka juridiska rättigheter du har? Upprätta juridiska dokument? Något annat? Ta de här stegen. Om steget är för stort, bryt ned det i mindre delar. Behöver du söka jobb, börja med att skriva ett CV. Behöver du ställa dig i bostadskö men vet inte hur man gör, börja med att undersöka hur det fungerar.

När du är redo att lämna

Du känner dig redo att lämna, eller du svajar förmodligen mellan att känna dig redo och att bli rädd – det är helt normalt. De flesta känner sig inte helt redo när de väl tar klivet och går. För att undvika att planeringen pågår längre än nödvändigt kan det vara bra att sätta upp ett datum för när uppbrottet ska ske. Datumet kan ses som ett mål som man jobbar mot men som naturligtvis, av olika skäl, kan revideras. Använd tiden fram till din uppsatta deadline till att lägga de sista pusselbitarna på plats.

Förslag på hur du kan stötta dig själv för att komma vidare:

- ♥ **Be om hjälp.** Våga sträck ut handen till dem du har runt omkring dig. Sök stöd hos nära och kära, vänner och bekanta. När man lämnar en destruktiv relation behöver man i regel mycket hjälp, både känslomässigt och praktiskt.

- ♥ **Skaffa dig en strategi för tvivel och ambivalens.** Trots att man har bestämt sig så kan tvivlet slå till. Vad behöver du för att påminna dig om varför du bör lämna? Kan du läsa dina gamla dagboksanteckningar i stunder av tvivel? Vem kan stötta dig när känslorna spelar dig ett spratt? Fundera på de här sakerna och var beredd på att tvivel och ambivalens hör till processen att lämna.

- ♥ **Gör upp en säkerhetsplan.** En säkerhetsplan går ut på att veta vart man tar vägen och vad man gör vid fara. Läget i relationen kan bli akut när och om din partner anar eller inser att han eller hon håller på att förlora kontrollen över relationen. Om läget förvärras kan det också hända att du behöver lämna akut. Fundera på hur ett uppbrott i all hast skulle kunna se ut. Vem kan du ringa om det är mitt i natten? Vart tar du vägen? Vad gör du om du lämnat hemmet utan att ha fått med dig pengar, telefon eller andra väsentligheter? Var är du trygg? Förvara gärna en nödväska innehållande exempelvis pass, lite pengar och ett ombyte hemma hos någon.

När du lämnar relationen

Den här perioden är full av utmaningar. Det kan storma rejält när man lämnat relationen och expartnern försöker vinna tillbaka kontrollen över situationen. Det här är en tid när du verkligen behöver andra, både som stöd och som speglar till det som sker. Åter igen, om du inte redan har det, sök upp ett professionellt stöd. Till exempel en jourverksamhet som vänder sig till våldsutsatta eller psykolog. Ta juridisk hjälp vid behov. Använd ditt nätverk och försök spendera tid med människor som du mår bra av. Det här är också en tid då det gör dig gott att vara uppmärksam på dina egna tankar. När vi blir utsatta för press från en expartner som hotar, vädjar och spelar på vårt dåliga samvete är det lätt att falla tillbaka i gamla hjulspår. Notera vad dina tankar säger. Tänker du att det vore enklast för alla om du gick tillbaka? Att du har bättre koll på din partner om du är nära honom eller henne? Att du inte orkar mer? Kom ihåg att du inte *är* dina tankar och känslor. Att skapa lite distans mellan dig själv och det du tänker och känner gör det lättare att se mer klart på situationen. Ett sätt att göra det är att prata med andra.

Utöver det som är känslomässigt jobbigt så är det många praktiska frågor som behöver ordnas upp. Våga fråga dina nära och kära om stöd i det här. Försök också att hitta saker som stärker dig. Det kan vara en daglig dos av att lyssna på en podd, läsa om andra som har varit i samma situation som du är i nu eller att gå på samtalsstöd. Det kan också vara att börja ta hand om dig själv, att komma iväg till gymmet, gå en kreativ kurs eller att meditera regelbundet. Allt som får dig att må bra och klara av den här perioden (den varar inte för evigt) är bra.

Förslag på hur du kan stötta dig själv för att komma vidare:
- ♥ **Grunda dig när det stormar.** När expartnern jagar, hotar och utövar utpressning, när du själv eller andra som du älskar mår dåligt, när praktiska beslut ska tas samtidigt som känslorna löper amok – då är det snudd på omöjligt att tänka klart. Försök landa i dig själv när stressen och pressen är hög. Det skapar möjligheter att göra medvetna val. För att kunna göra detta behöver en viss sortering ske i de situationer som

uppstår. Därför, ta några djupa andetag när det stormar och försök komma i kontakt med dig själv. Vad känner du? Vad var det som hände? Varför händer det här? Vad är fakta och vad är dina tolkningar i situationen? Vad har du för alternativ? Sortera upp vad som kräver din omedelbara uppmärksamhet och än viktigare – vad som inte gör det. Ett sätt att sortera i de tuffa situationerna som uppstår är att fråga dig själv följande innan du väljer vad du ska göra åt det:

- Vad har du makt över att påverka i det som sker?
- Vad är viktigast att prioritera här och nu?
- Varför och för vem är det här viktigt?

♥ **Ta emot stöd av andra i de utmaningar som dyker upp.** Våga be om praktisk hjälp. Människor vill i regel hjälpa till om de kan och har möjlighet till det.

♥ **Utforma en strategi mot tvivel och ambivalens.** Det är fortsatt viktigt att ha en strategi för hur man hanterar sitt tvivel och sina ambivalenta känslor. Vad behöver du för att påminna dig om varför du behövde lämna? Kan du läsa dina gamla dagboksanteckningar för att påminna dig själv i ögonblick av tvivel? Vem kan ge dig support när känslorna överrumplar dig? Försök att hålla kontakten med det du innerst inne vet – att du var tvungen att lämna av en anledning och att den anledningen är fullt legitim. Du är värd att må bra!

♥ **Stärk relationer och bygg upp ditt nätverk.** Stärk banden till de människor som får dig att må bra. Jobba med att utveckla sunda relationer. Destruktiva relationer innebär ofta förluster av viktiga relationer. Har du svikit människor i kampen att behålla din partner nöjd? Nu är du fri att göra ett aktivt val. Be om ursäkt, berätta din historia eller gå vidare och skapa nya relationer till människor som du mår bra av att ha i ditt liv.

♥ **Skapa tid för läkning.** Du må ha händerna fulla med att ratta ett kaos efter att du lämnat, men precis som i relationen så är det viktigt att skapa frizoner. Det vill säga tillfällen då din expartner och dina problem inte tillåts komma åt dig. Vilka tillfällen i din vardag är heliga för dig? Är det yogaklassen på tisdagar? Tennisen med bästa kompisen? Promenaden till och från arbetet? En meditationsstund innan du går och lägger dig? En träff med vänner på stan? Hitta dina stunder och skydda dem. Det är tillfällen då du får lov att andas ut och stressa ned. Att skydda dem kan innebära att du inte tillåter dig själv att tänka på lösningar på problem, att du stänger av telefonen en stund, väntar med att läsa det där sms:et från expartnern eller något annat. Gör det du behöver göra för att få till de här välbehövliga pauserna i ditt liv. Det är ingen lyx, de är nödvändiga för ditt läkande.

När du upprätthåller förändringen

Långt efter att man har lämnat en skadlig relation kan läkning pågå. Man behöver få fundera över vad det är man har varit med om. Ibland kan man ha svårt att tro att saker som hänt verkligen gjorde det. Bearbetningen är viktig för att odla motståndskraft mot personer och relationer som inte är bra för oss. Det är nu vi drar slutsatser och adderar nya erfarenheter till gamla. Även om man tänker att man aldrig skulle gå tillbaka till sin expartner så kan man fortfarande älska och sakna sin expartner, trots allt det onda som relationen förde med sig. Att känna tvivel inför om man fattat rätt beslut är vanligt. Frågor som vem är jag och varför just jag var tvungen att gå igenom det här är också vanliga. Vad behöver du för att läka? Tid kan vara en faktor. En annan kan vara att få bearbeta det man har varit med om genom att till exempel prata med psykolog eller annan yrkesverksam eller genom att skriva om sina erfarenheter. Att ägna tid till eftertanke och att ge omsorg till kropp och själ är för många en väg mot läkning. Det viktiga är inte hur du bearbetar eller läker. Det viktiga är *att* du gör det.

Förslag på hur du kan stötta dig själv:

- ♥ **Lyssna in vad du behöver.** Vad betyder att läka för dig? Vad behöver du för att må bra? Skapa utrymme för läkning i det dagliga.

- ♥ **Hitta nya strategier.** Om du trillar tillbaka in i gamla beteendemönster, ha överseende med dig själv. Haka inte upp dig när det sker utan lägg ditt fokus på att så snabbt som möjligt komma på banan istället. Beteendeförändringar tar tid och man kan behöva hjälp för att åstadkomma dem.

♥ **Värna om dina relationer.** Om du har tappat kontakten med människor som betyder mycket för dig försök återuppta kontakten. Om du upplever att du är ensam försök odla nya relationer som är bra för dig.

Vi har nu kommit igenom förslagen på hur du kan stötta dig själv på resan ur den destruktiva relationen. Nästa avsnitt riktar sig till den som stöttar någon annan varför du kan hoppa direkt till bokens slutord, men missa inte checklistorna och resursersdelen i slutet av boken.

Lycka till på din resa och glöm inte vara snäll mot dig själv!

Stötta någon annan på resan ur relationen

Det här avsnittet riktar sig specifikt till dig som är stöd åt någon som befinner sig i en destruktiv relation.

Om du själv befinner dig i en destruktiv relation läs istället avsnittet *Stötta dig själv i att ta steg ut ur relationen.*

Du vet, och förmodligen med all klarhet, att den du stöttar gör bäst i att avsluta sin dåliga relation. Hon eller han är värd så mycket mer av livet än det nuläge som råder. Det finns dock en sak som du kan behöva påminna dig om då och då och det är att du är andrepiloten på den här resan. Det kan tyckas självklart men ju mer känslomässigt involverad man är eller blir, desto starkare önskar man i regel att personen ska ta klivet och gå. Att agera stöd kan komma att kräva mycket av dig. Styrka, mod och framförallt fingertoppskänsla för när du ska heja på och när du gör bättre i att backa. Det kräver också tillit till den andres förmåga att ta sina egna beslut och till personens egen inneboende, men kanske för tillfället slumrande, styrka att resa sig. Vi kan inte bespara någon annan den smärta som det innebär att kämpa för sin egna frihet. Hon eller han behöver vara förste pilot på resan men som andre pilot kan vi göra stor skillnad genom att finnas där. Att vi finns där, redo att fatta personens hand när hon eller han är redo för det gör förhoppningsvis resan lite mindre ensam och svår.

Generella råd

Vi ska strax gå igenom förslag på hur du kan vara ett hjälpsamt stöd genom förändringsprocessens olika faser. Självklart är du fri att ta till dig de råd du tror på och avfärda dem du inte tror är hjälpsamma. Men innan vi kommer in på förändringsprocessen kommer några generella råd till dig som stöttar.

Dessa råd gäller oavsett var i förändringsprocessen personen i relationen är:

♥ **Understryk alltid att våld är fel.** Bekräfta att personen inte, under några som helst omständigheter, förtjänar att bli illa behandlad eller skadad.

♥ **Ta avstamp från dig själv.** Utgå från dig själv och dina upplevelser och känslor när du uttrycker oro över situationen. Tänk på att inte leverera svar som utstrålar att det du säger är det enda rätta eller sanna svaret. När du berättar om dina erfarenheter eller dina tankar, var tydlig med att det är just *dina* erfarenheter och tankar, erkänn personens perspektiv även om du inte delar det. Du måste inte förstå personens synsätt för att bekräfta hennes eller hans upplevelse.

♥ **Förse personen med information.** Fråga om du får ge personen information om våld i nära relationer. Med ett samtal som utgår ifrån din upplevelse och dina känslor kan personen, om än motvilligt, kanske gå med på att du berättar vart hon eller han kan vända sig om behov av hjälp uppstår. Ett förslag på hur man kan lägga upp samtalet är: »Jag får känslan av att allt inte är så bra. Jag vet att du säger att allt är bra men jag känner mig ändå orolig för dig. Kan jag, för att lugna mig själv, få berätta vart du kan vända dig om det skulle vara så att det uppstår något oförutsett?«

♥ **Stå kvar.** Visa, ihärdigt och envist, att du finns där för personen oavsett vilka val hon eller han gör. Ibland är det fullt tillräckligt, eller till och med att föredra, att bara lyssna till personens tankar och funderingar.

♥ **Ha tålamod.** När vi människor blir sedda, hörda och bekräftade kan ett förtroende och en tillit växa fram. Den som söker sig till dig för att få stöd behöver att du kan tolerera hennes eller hans tankar. För att orka ta in personens verklighet kan du behöva jobba med ditt tålamod.

♥ **Tystnad och bekräftelse.** Mellanrum i samtal kan ge utrymme åt tankar som annars inte skulle ha blivit tänkta. Då och då, när det känns naturligt, kan du även bekräfta det personen säger genom att sammanfatta det personen har berättat. Syftet med det här är att visa att du är närvarande i samtalet och säkerställa att du har uppfattat det som sägs rätt.

♥ **Uppmärksamma motstånd.** Om du märker att den du stöttar inte vill släppa in dig eller lyssna på det du säger, uppmärksamma personens ovilja och förmedla att du talade från en plats av kärlek och omsorg för personen. Om det är på sin plats, be om ursäkt. Backa. Ge henne eller honom mer utrymme. Om du märker att det finns motstånd mot det du säger kan det vara klokt att inleda samtal kring ämnen som är mindre minerad mark. Alltså områden där personen i fråga är mer villig att göra en förändring, och ta det därifrån.

Lena, Emma och Erik vars destruktiva relationer och uppbrott vi har fått följa i den här boken vet mycket om hur det kan kännas att ta emot stöd från andra. Till dig som vill finnas där för någon som lever i en destruktiv relation vill de skicka med följande:

♣ Våga ställa frågor.

♣ Våga synliggöra problemen även om personen inte är mottaglig.

♣ Våga säga att partnerns beteende inte är okej men tala inte om vad personen ska göra. Pressa inte, personen måste komma fram till sina beslut själv.

♣ Låt personen älta och bearbeta sina upplevelser och känslor.

♣ Stötta i alla beslut!

♣ Man kan komma med goda råd men även säga att: ´Du kommer kanske se på mig att jag blir arg någon gång när du berättar saker men jag kommer inte döma dig, jag hatar dig inte och jag kommer alltid finnas där för dig´. Det är det viktigaste för såna vänner får ju höra allting. De som bara säger 'Äh du är inte klok, du måste gå', de vågar man ju inte berätta mer för sen. De får inte höra sanningen. Man tycker att det blir så jobbigt att stå upp för sig själv för dem. Det är som att man får bannor av någon.

Ett avslutande råd kommer från Monica som har stöttat sin dotter Annica i att lämna en destruktiv relation:

♣ Prata med någon eller några utvalda vänner om det som händer. Det kan vara hjälpsamt för dig för att orka.

♣ Jätteviktigt att man som anhörig läser in sig på ämnet för att verkligen förstå hur svårt det är att lämna tvärt. Man kan inte var dömande, vem som helst kan hamna i den här situationen. Det är lätt att tro att man bara kan lämna, men det fungerar inte så.

Stötta någon i förändringsprocessens olika faser

Genom att vi matchar vårt stöd med hur pass motiverad eller omotiverad personen i den destruktiva relationen är att genomföra en förändring kan vi så ett frö hos den vi hjälper. Ett frö som kan växa och mogna till ett beslut inom henne eller honom. Förändringsprocessen kan hjälpa oss anpassa vårt stöd efter personens nuläge men den känslomässiga resan är komplex och, som du vet, sällan rak. Därför behöver du ständigt tyda tecken på att personen backat tillbaka till någon tidigare fas och justera ditt stöd efter detta. Du kan läsa råden i det här avsnittet i sin helhet. Du kan också välja att enbart läsa råden för den fas av förändringsprocessen som du identifierat att personen i relationen är i just nu. Om du känner dig osäker på vilken fas i förändringsprocessen personen befinner sig i återbesök kapitel 2 och avsnittet *Förändringsprocessens roll i att lämna.*

Stötta den som är stängd inför att lämna

När personen är stängd inför att lämna är det svårt att nå fram. Det kan upplevas skamfyllt att syna relationen och det man utsätts för i sömmarna. Ditt stöd bör därmed handla om att hjälpa personen att se mönster i det som sker samtidigt som du försöker minimera eventuella känslor av skuld och skam. Visa i ord och handling att du respekterar personens världsbild, även när du inte förstår eller delar den. Det bjuder in till samarbete.

Förslag på hur du kan stötta någon som är stängd inför att lämna:

♥ **Pressa inte personen.** Använd insikten om att personen inte är redo att förändra sin situation till att låta bli att pressa personen att göra några förändringar som hon eller han inte är redo för att göra.

♥ **Hjälp till att sortera i känslor och upplevelser.** Hjälp personen att sortera i sina känslor och upplevelser. Försök använda dig av öppna frågor för att få henne eller honom att öppna upp sig kring det som pågår i relationen. Behåll en icke dömande attityd till det som sägs.

♥ **Lär dig mer om sunda och osunda relationer och skillnaderna dem emellan.** Utbilda dig själv kring sunda och osunda relationsmönster och försök öppna upp samtal kring detta. Att lära sig mer om detta är en nyckel för både den som stöttar och den som får stöd.

♥ **Berätta om din upplevelse av relationen.** Även om personen inte är mottaglig för att genomföra någon förändring här och nu så kan du ändå glänta på dörren. Ge din tolkning av det som pågår men gör det med kärlek, respekt och omsorg om personen. Du kan till exempel berätta att ingen förtjänar att bli behandlad så som hon eller han blir och fråga vad som skulle få henne eller honom att överväga en förändring. Det här kräver tajming och känsla, gå varsamt fram.

Vad du som stöttar absolut inte ska göra:
Vara hård och dömande i din attityd. Att säga saker som: »Jag skulle aldrig tolerera den sortens beteende« eller »Jag förstår inte att du stannar efter att han eller hon har betett sig si eller så« är inte hjälpsamt. Fördöm partnerns handlingar och spegla situationer men var försiktig med allt för hårdnackade värderingar, raljerande och dömande uttalanden. I den här fasen är lojaliteten till partnern ofta stor. Skammen och de egna känslorna av skuld för att man stannar hos någon som behandlar en illa, kan vara en anledning till att man inte berättar för andra vad det är som pågår. Om du går för hårt fram är risken stor att personen väljer bort att prata med dig. Det är naturligtvis okej att uttrycka olika åsikter och att inte förstå, men *hur* det framförs är viktigt.

Stötta den som överväger att lämna

I den här fasen är man ofta relativt medveten om att man befinner sig i en destruktiv relation. Men våldet har blivit normaliserat och de ambivalenta känslorna för relationen och partnern är svåra att förhålla sig till.

Det händer tyvärr ofta att våldsutsatta speglas av omgivningen som om de deltagit i eller medverkat till att bli utsatta för våld. Psykologen Allan Wade och hans kollegor i Kanada har utvecklat ett responsbaserat arbete som bygger på stärkande och icke-skuldbeläggande samtal med våldsutsatta. Modellen sätter tilltro till att vi människor är kompetenta och handlingskraftiga varelser. Wade menar att alla som utsätts för våld gör motstånd. Att bli medveten om det och att uppmärksamma dessa handlingar bidrar till skuldbefrielse och ger en känsla av att ha värdigheten i behåll. Det är värt mycket och det spelar stor roll i återuppbyggnaden av sig själv och i läkandet. Det här kan du som stöttar ta fasta på genom att bekräfta att du ser personens kamp och att det kräver mod att föra den kampen.

Förslag på hur du kan stötta någon som överväger att lämna:

- ♥ **Prata om vad det skulle innebära att genomföra en förändring.** Fråga om personen har försökt att genomföra en förändring tidigare och vad som hände då. Ställ frågor om vad personen förväntar sig ska hända om hon eller han lämnar relationen. Vad är hon eller han rädd för? Vilka farhågor finns? Diskutera vilka alternativ och möjligheter som finns för att överbrygga de här farhågorna. Var lyhörd för vad personen vill och inte vill prata om.

- ♥ **Visa empati och var generös med dina egna erfarenheter.** Visa förståelse för den kamp som personen utkämpar för att försöka nå fram till ett beslut. Bekräfta att du ser ansträngningarna. Om du har erfarenhet av uppbrott från en sådan här relation dela med dig av den erfarenheten. Kom ihåg att erfarenhet också kan komma från att läsa böcker, se dokumentärer eller annat, det måste inte vara dina egna direkta erfarenheter. Motsatt kan du också berätta om erfarenheter av sunda, goda relationer och hur det känns att vara i en sådan relation. Att bli varse diskrepansen mellan hur det *kan* vara och hur det faktiskt *är* kan verka motiverande för den som överväger att förändra sin situation.

- ♥ **Iaktta försiktighet vid kontakt.** När du ringer eller sms:ar personen, tänk på att den kontrollerande partnern kan tjuvlyssna eller läsa det du skriver. Genom att vara försiktig säkerställer du att du inte sätter personen i en svår situation.

- ♥ **Uppmuntra personen att ta hjälp.** Berätta var hon eller han kan finna stöd. Den som överväger möjligheterna till förändring kan vara hjälpt av att ha mer än ett bollplank att pröva sina tankar mot. Om den du supportrar är en vän eller anhörig, uppmuntra personen att prata med fler och att hitta en professionell kontakt som kan bidra med support. Det är viktigt att den professionella kontakten har erfarenhet av destruktiva relationer och kunskap om manipulativa personligheter. Exempel på ett professionellt stöd kan vara verksamheter som arbetar med våldsutsatta eller psykolog.

♥ **Ge information.** I den här fasen är information extra viktigt eftersom man kartlägger för och nackdelar med att stanna eller lämna relationen. Nu när det eventuellt finns en större mottaglighet för det kan du till exempel uppmuntra personen att läsa böcker, lyssna på poddar, gå med i slutna grupper på Facebook som riktar sig våldsutsatta (kan vara en god idé att använda fiktivt namn) eller titta på YouTube för att lära sig mer om destruktiva relationer. Längst bak i den här boken hittar du en litteraturlista som kan fungera som inspiration till fortsatt informationssökning.

♥ **Uppmuntra personen att föra dagbok.** Att skriva ned det som händer är ett relativt enkelt sätt att få koll på det som pågår i relationen. I och med att man kan gå tillbaka och läsa om tidigare händelser får man en överblick som man annars inte skulle ha haft. Det här gör att man lättare kan se om saker upprepar sig. Det kan också vara av värde att dokumentera händelser och datum, utifall juridiska frågor uppstår och bevis behövs. Viktigt bara att den du stöttar iakttar försiktighet när hon eller han dokumenterar så att inte partnern kan komma över det som skrivs. Du kan med fördel också föra anteckningar om det du vet och hör talas om, notera datum och tidpunkt för det som händer och eventuella vittnen.

♥ **Hjälp personen att utgå från sig själv.** I den osunda relationen är det lätt att tappa bort sig själv. När du stöttar, försök fånga upp personens egna behov i det som sker.

Frågor som uppmuntrar ett ökat fokus på den egna personen kan vara:
• Vad vill du göra?
• Vad vill du få ut av livet?
• Hur vill du att en relation ska se ut?
• Vad tror du blir bäst för dig?
• Vad skulle du ge för råd, om den här situationen inte gällde dig utan din bästa vän?

- Vad vill du lägga din tid på?
- Vad gör dig glad/ledsen?
- Om du fick lov att drömma fritt vad skulle du göra då?
- Vem/vilka vill du umgås med och ha en relation till?
- Vilka intressen vill du lägga tid på att odla?
- Vad är viktigt för dig?

♥ **Uppmuntra den du stöttar att skapa utrymme för sig själv.** Allt som får henne eller honom att må bra och varva ner är viktigt. I det utrymmet skapas en möjlighet att sortera mellan intrycken och låta kroppen stressa ned. Det kan handla om att ta ut den du stöttar på en promenad, genomföra en resa eller uppmuntra att hon eller han utövar fritidsintressen.

♥ **Hjälp till att hitta ett varför till förändringen.** Självföraktet kan vara så stort att det inte är möjligt att finna motivationen att göra en förändring för sin egen skull. I vissa lägen kan det vara enklare och mer motiverande att kämpa för friheten för andras skull. Många har funnit kraft och energi i det ska bli bättre för eventuella barn och att man kan återuppta kontakten med familj och vänner om man lämnar den destruktiva relationen. Vad bryr sig personen om? Vilka värden tycker hon eller han är viktiga att försvara? Samtala kring det här. Att personen hittar ett varför förändringen är nödvändig kan verka motiverande.

♥ **Hjälp till att hålla fokus på det som går att påverka.** Vi har inte makt eller kontroll över vad andra gör. Hjälp personen att identifiera vad hon eller han har makt över och kan påverka i det som sker kopplat till expartnern.

Stödjande frågor i detta kan vara:
- Vad känner du för det som hänt?
- Vad i det här kan du påverka?
- Vad i det här kan du inte påverka?
- Vad behöver du nu?
- Vad vill du göra nu?
- Kan jag hjälpa dig på något vis?

♥ **Bemöta status quo prat.** Status quo-prat kännetecknas av att personen pratar om fördelarna med att *inte* genomföra en förändring. Hon eller han pratar om varför saker och ting borde förbli som de är och visar en låg tilltro till att klara av att förändra sin situation. Den som kämpar för att förstå och sortera i det känslomässiga kaos som en destruktiv relation innebär pendlar ofta mellan att logiskt veta vad som är rätt och att försvara eller förminska det som sker. Reflektera över det personen säger och försök plocka upp de bitar som pekar mot nödvändigheten i att genomföra en förändring. Använd öppna frågor och reflektioner för att spegla det som pågår.

Exempel på öppna frågor:
- Hur skulle du vilja att det var istället?
- Vad skulle du vinna på att lämna?
- Vilka nackdelar ser du med att stanna kvar?

Exempel på reflektioner:
- Han (refererar till partnern) har lovat dig att det inte ska hända igen. Om det trots allt skulle hända igen, hur vill du hantera det då?
- Du säger att jag bara gör saker värre. Hur kan jag hjälpa dig på ett sätt som är hjälpsamt istället?
- Du säger att allt är lugnt och bra nu (refererar till relationen). Hur kan jag hjälpa dig om läget skulle ändras och det inte längre är lugnt och bra?

Att efterfråga personens syn på världen och att be om lov innan man kommer med information och råd är också ett sätt att bekräfta personens rätt att bestämma över sig själv.

♥ **Fråga om du får hjälpa till att göra en säkerhetsplan.** En säkerhetsplan går ut på att veta vart man tar vägen och vad man gör vid fara. Som del av en säkerhetsplan kan man till exempel gömma: ett par extra nycklar på en säker plats, pengar för oväntade utgifter eller en lista med viktiga telefonnummer. Det kan också vara att tänka ut vem man kontaktar om man behöver lämna plötsligt. Fråga om du får hjälpa till att göra en sådan här plan. Om du har möjlighet, erbjud personen att lämna en nödväska hos dig. Det kan vara oklokt att berätta om planer för eventuella barn. Barnen hamnar lätt i en intressekonflikt och kan mot sin vilja råka avslöja planerna för den kontrollerande personen.

♥ **Uppmuntra ett proaktivt tänk.** Även om personen ännu inte är redo att ta klivet ut ur relationen, så finns det förmodligen steg som hon eller han kan ta för att underlätta för sig själv den dagen det eventuellt blir aktuellt. Uppmuntra personen att fundera på vad det skulle innebära att lämna relationen och vilka steg hennes eller hans framtida jag skulle önska att hon eller han tar idag. Behöver hon eller han ställa sig i bostadskö? Säkerställa sin försörjning? Öppna ett eget bankkonto? Undersöka sina juridiska rättigheter? Avsätta en del av sin lön på eget konto? Något annat? Du kan hjälpa personen bryta ned det stora svåra i mindre och mer hanterbara steg. Var lyhörd för personens mottaglighet att ta de här proaktiva stegen.

Vad du som stöttar absolut inte ska göra:
Bli arg över personens »oförmåga« att komma till skott. Ha i åtanke att personen i den här fasen samlar och processar en massa information för att överväga sina alternativ och nå fram till ett beslut. Det kan ta tid.

Stötta den som är redo att lämna

I det här läget är personen troligtvis medveten om att hon eller han befinner sig i en destruktiv relation. Nu finns ett behov av att förbereda sig för det stora steg som det innebär att lämna.

Forslag på hur du kan stötta den som är redo att lämna:

♥ **Fråga hur du kan vara till hjälp.** Den som befinner sig i förberedelse söker efter information och gör upp planer. Fråga hur du kan hjälpa personen på bästa sätt. Vad behöver hon eller han nu? Är det främst någon att prata med? Kanske kan du hjälpa till att planera för nytt boende, ekonomi, eventuella barns omsorger eller hur personen kan hantera situationer som kan uppstå med expartnern? Uppmuntra personen att söka extern hjälp; kvinno- eller mansjour, psykolog, juridisk rådgivning, och dra i sitt egna nätverk bestående av familj, vänner och bekanta. Att lämna en destruktiv relation kan vara förenat med fara och den kontrollerande partnern kommer sannolikt, göra allt i sin makt för att behålla kontrollen när han eller hon anar att partnern är på väg bort. Planeringen behöver alltså ske i det dolda. Var följsam i vad personen vill och inte vill ha hjälp med.

♥ **Hjälp till att motverka ambivalens.** Minnet är selektivt och även en destruktiv relation rymmer fina minnen som kan väcka nostalgi, längtan och ambivalens. När personen i relationen svajar, och riskerar att backa tillbaka till en föregående fas i förändringsprocessen, kan du påminna om saker som hänt och slutsatser som dragits tidigare som belyser nödvändigheten i att lämna.

♥ **Sätt upp en gemensam deadline.** Trots om man har bestämt sig för att en förändring är nödvändig så kan rädslan för det okända hålla en tillbaka. För att undvika att planeringen pågår längre än nödvändigt, kan det vara bra att sätta upp ett datum tillsammans för när uppbrottet ska ske. Datumet kan ses som ett mål som man jobbar mot men som naturligtvis, av olika skäl, kan revideras. Det är bara den som befinner sig i relationen som kan avgöra när hon eller han är redo att gå.

♥ **Fråga om du får hjälpa till att göra en säkerhetsplan.** En säkerhetsplan går ut på att veta vart man tar vägen och vad man gör vid fara. Fråga om du kan hjälpa till att planera för detta. Några exempel på vad personen kan göra för att förbereda sig på det som komma skall:
  • Gömma ett par extra nycklar, pengar och en lista med viktiga telefonnummer på en säker plats.

- Se till att ha ett eget bankkonto med reservpengar.
- Tänka ut vem hon eller han kontaktar om hon eller han behöver lämna plötsligt.

Om du har möjlighet, låt personen förvara en nödväska hemma hos dig innehållande exempelvis pass, lite pengar och ett ombyte om behovet uppstår. Tala om för personen att hon eller han kan ringa eller komma mitt i natten om det behövs.

♥ **Var fortsatt försiktig i dina uttalanden.** Det kan även fortsatt vara klokt att vara försiktig med dina uttalanden om personens blivande expartner. Du vet ännu inte om det här uppbrottet är det slutgiltiga eller om det bara är ett steg i processen mot att bli fri.

Vad du som stöttar absolut inte ska göra:
Tvinga personen att ta steg som hon eller han inte är redo för. Det kan vara viktigt att påminna sig om att planeringen och förberedelserna är viktiga för att verkligen bli redo att våga ta klivet ut i det okända.

Stötta den som lämnar relationen

Att se den som har varit nedtryckt och kritiserad resa på sig är fantastiskt. Du gläds med personen och hejar på henne eller honom. Som stöd är det förståeligt om man tänker att man kan pusta ut när personen har lämnat den destruktiva relationen, men resan är inte nödvändigtvis över bara för att relationen är det. Att hålla kvar den målmedvetenheten som krävdes för att lämna relationen kan vara svårt i längden. Den som lämnat är vanligtvis slutkörd och trött efter ansträngningen och har nu en expartner som motarbetar eller försöker vinna tillbaka henne eller honom. Ditt stöd kommer fortsatt behövas när expartnern och de egna tankarna prövar personen. När personen lämnar är det förmodligen första gången på länge som hon eller han blir ensam med sina tankar. I det här utrymmet kan tvivel lätt smyga sig in. Det är nu hon eller han ältar och ifrågasätter saker, om det som hände i relationen verkligen gjorde det och vem som bar skulden för det inträffade. När expartnern spelar på personens rädslor och kommer med hot och fördömanden varvat med löften och kärleksbetygelser. När tystnaden från expartnern är kompakt och hotfull. När personens egna känslor spelar henne eller honom ett spratt och tankarna är mörka. *Då* är det lätt att vackla och tvivla på sig själv. Därmed finns det en överhängande risk att expartnern får in en fot i dörrspringan igen. Det här är en intensiv period och personen kan ha fortsatt stort behov av ditt stöd.

Förslag på hur du kan stötta den som lämnar:

♥ **Hjälp personen hålla fokus.** När expartnern hotar och praktiska frågor ska lösas är det inte lätt att vara klartänkt.

I dina samtal med personen försök hjälpa till att ha fokus på:
- Vad är det personen har makt över och kan påverka i det som sker?
- Vad är viktigast att prioritera i nuläget?
- Varför och för vem är det viktigt?

♥ **Hjälpande händer.** I det här läget behövs ofta praktisk hjälp utöver känslomässigt stöd. Om du förutom att agera bollplank har möjlighet att låna ut en hand, avlasta eller bidra där det behövs är det mycket värt. Uppmuntra också gärna personen att ta sitt sociala nätverk till hjälp i olika frågor. Folk vill i regel hjälpa till om de kan och har möjlighet till det. Om personen saknar ett nätverk, uppmuntra personen att börja bygga upp ett.

♥ **Social samvaro.** Bjud på middag, hitta på något roligt tillsammans eller håll henne eller honom sällskap i soffan. Att hålla liv i ett socialt liv är viktigt och kan lindra ångest och ge en nödvändig paus från problemlösning.

♥ **Hjälp till att sortera känslor och upplevelser.** Även nu blir detta viktigt. Att expartnern förmodligen jobbar hårt för att återfå kontrollen skapar nya situationer och nya utmaningar, vilket i sin tur ger utrymme för den som har lämnat, att vackla och backa tillbaka. Agera bollplank och spegla det som händer. Var beredd på att personen har stort behov av ditt tålamod och stöd. Du behövs verkligen nu.

Om personen du stöttar mot förmodan går tillbaka till sin partner kommer det givetvis kännas tungt. När man satsar energi och kraft på något som inte ger utdelning är det tufft. Försök påminna dig om det du vet, att bakslag är en del av processen. Om personen går tillbaka så är inte det likställt med att allt, inklusive ditt stöd, har varit förgäves. Tvärtom bygger det upp personens erfarenhetsbank och förbereder henne eller honom inför nästa uppbrott – som förhoppningsvis blir det sista.

Vad du som stöttar absolut inte ska göra:
Tänka att ditt stöd inte behövs i samma stund som personen har lämnat relationen. Det kan vara då ditt stöd behövs som mest.

Stötta den som upprätthåller förändringen

Personen som har lämnat behöver hitta strategier och verktyg som motverkar att hon eller han går tillbaka eller går in i en ny destruktiv relation. Avsaknad av support eller otillräckliga strategier för att hantera de situationer som uppstår kan hindra resan mot läkning och känslomässig frihet. Stöd, oavsett om det kommer från en vän eller en professionell kontakt, kan fortfarande vara viktigt för att bemästra nya förmågor och för att bearbeta det man har varit med om.

Förslag på hur du kan stötta:
- ♥ **Hjälp till att överbrygga hinder.** Många som lämnar en destruktiv relation kämpar för att inte falla in i gamla beteendemönster. Det kan

vara svårt att inte göra som man brukar göra när problemen hopar sig. Alltså behöver man, även nu, hålla fokus på vad man kan påverka och på det som är viktigast här och nu för att hantera utmaningar.

♥ **Sortera känslor och upplevelser.** Att sortera känslor och upplevelser kopplade till den destruktiva relationen är ett genomgående behov. Vad det är för känslor ändras beroende på var i processen man befinner sig. Under den här fasen handlar det ofta om att arbeta med det egna beteendemönstret. Man kan behöva se över de egna reaktionerna som man har haft och hitta nya sätt att tackla situationerna som uppstår. Den som har lämnat kan behöva ta hjälp utifrån för att hitta nya mer hjälpsamma strategier och verktyg för att ersätta gamla problematiska beteendemönster. Du som stöttar kan bidra med dina erfarenheter, agera bollplank och uppmuntra personen att be andra om hjälp.

♥ **Uppmuntra nätverkande.** Personen som har lämnat en destruktiv relation kan behöva utöka sitt sociala nätverk. Hjälp och uppmuntra personen att hitta stöd hos fler än dig.

♥ **Var beredd på att ditt tålamod kan komma att testas.** Bli inte förvånad om resan inte är över. Personen behöver även fortsatt ditt sunda förnuft och tålamod när hon eller han testar nya sätt att möta världen på.

Vad du som stöttar absolut inte ska göra:
Bli arg om personen faller in i gamla beteendemönster. Det betyder inte att hon eller han inte har lärt sig någonting. Även den som kommit ut på andra sidan med nya insikter och erfarenheter kan tillfälligt falla in i gamla hjulspår. Ett mer konstruktivt sätt än klander är att hjälpa personen komma på fötter så snabbt som möjligt igen. Ju fortare du kan komma över din besvikelse desto fortare kan du återgå till att stötta personens resa.

Vanliga utmaningar och medskick

Det kan vara utmanande att finnas där för den som är i nöd. Vi ska gå igenom några av de utmaningar man kan möta och hur man kan tackla dem.

När personen inte vill ha din hjälp

Ibland händer det att personen som vi stöttar drar sig undan och inte längre vill ha vår hjälp. Det kan bero på att vi har tagit oss för stora friheter eller att personen har backat tillbaka till en tidigare fas i sin förändringsresa. Andra gånger handlar det om att personen är för skamfylld för att släppa in omvärlden i det som sker. Om personen tystnar, börjar försvara sina val, blir kritisk eller ointresserad när ni pratar kan det vara ett tecken på att hon eller han är missnöjd med ditt bemötande eller att ert samtal har utvecklats på ett sätt som hon eller han ogillar. Det du erfar är personens motstånd mot den förändring som du förespråkar. Den förändring du förespråkar skapar troligtvis en inre konflikt hos personen. Hon eller han är inte mottaglig just nu. Vid ett senare tillfälle är det kanske annorlunda. Försök att inte ta det personligt. Se motståndet som en signal för att du bör backa och ge personen utrymme.

Vikten av att vara central i sitt egna liv

Det är fint att erbjuda någon annan hjälp och att göra skillnad i någon annans liv men det bör inte ske på bekostnad av dig själv. Hur märker man då om gränserna börjar förskjutas? Om du investerar för lite i dig själv?

Här är några tecken som du kan vara uppmärksam på hos dig själv:
- Du sover oroligt.
- Du känner en konstant stress i kroppen.
- Du känner dig ångestfylld.
- Dina tankar kretsar ständigt kring personen som du försöker hjälpa.
- Du försummar ditt övriga liv. Ditt stöd för den här personen går ut över ditt jobb, din familj eller dina åtaganden.

- Du funderar mer på hur du kan lösa den här personens problem än dina egna.
- Du har slutat att göra saker som är viktiga för dig och ditt välmående.
- Saker som du tycker om i vanliga fall är inte roliga längre.

Om personen du stöttar är någon som du älskar eller bryr dig väldigt mycket om så är det oundvikligt att förbli opåverkad. Det här kan naturligtvis leda till att även du drabbas av sömnlösa nätter eller dagar fyllda av oroliga tankar. Men om det här beteendet börjar bli alltmer frekvent och om det som har varit ditt liv långsamt men säkert blir uppätet av den nuvarande situationen – då är det ändå dags att bromsa in. Att lämna en destruktiv relation är, som vi har varit inne på, mer av ett maratonlopp än en kort sprint. För att orka vara ett stöd för någon annan behöver du se till att hålla ihop själv. Tidigare nämnda tecken är en signal om att det är dags att ta hand om dig själv mer. Om tecknen stämmer in på dig försök att skapa lite balans i tillvaron. Tänk på att du som står vid sidan av relationen också kan behöva stöd av andra för att orka – var minst lika snäll mot dig själv som du är mot den du stöttar!

Slutord

Jag hoppas den här boken har bidragit med något som underlättar resan ur den destruktiva relationen. För inte så länge sedan susade en text, eller ett meme, förbi i mitt sociala medieflöde. Fritt översatt så löd texten »Vindruvor måste krossas för att göra vin. Diamanter formas under tryck. Oliver pressas för att göra olja. Frön gror i mörkret. När du känner dig utsatt, krossad, pressad eller är i mörker, befinner du dig på en kraftfull plats för omvandling. Lita på processen.« Andemeningen i den här texten gav resonans långt efter att jag släckt ned skärmen. Hur klyschigt det än må vara så finner jag detta sant.

Det är svårt att lämna en destruktiv relation men det är inte omöjligt. Ta hand om dig var du än befinner dig på din resa i att ta dig ur en destruktiv relation eller stötta någon i detta!

– Alicia –

#

Om du uppskattade den här boken och vill läsa mer om ämnet: destruktiva relationer, är du välkommen att besöka författarens hemsida på www.giftigarelationer.com. För dig som har barn tillsammans med en person med ett dysfunktionellt relationsmönster eller vill lära dig mer om narcissister kan författarens tidigare utgivna bok *Perfekt på ytan defekt inuti: hantera vardag och familjeliv med en narcissist* vara av intresse. Boken ger dig tips, verktyg och strategier för hur du kan hantera relationen med en narcissist och skydda ditt barn från en person med ett stört relationsmönster.

Tack

Tack till Lena, Emma, Erik, Monica, Moa och Mats som låtit sig intervjuas och som har delat med sig av sina erfarenheter. Jag är säker på att många kommer känna igen sig och ha glädje av er frikostighet. Stort tack också till följarna av hemsidan www.giftigarelationer.com, som visat intresse för boken när den ännu var i sin vagga. Några av dessa följare har i omgångar agerat testläsare för boken, vilket jag ödmjukast tackar er för. Er respons har bidragit med värdefulla insikter och varit till stor nytta för manuset. Tack även till vänner och familj som hjälpt mig i skapandet av den här boken. Er hjälp har varit ovärderlig.

Checklistor

Beteenden hos den kontrollerande personen

→ Har ofta bråttom i början av relationen. Vill snabbt flytta ihop, skaffa barn eller gifta sig.

→ Inleder sina relationer med att överösa personen med komplimanger och beröm.

→ En bit in i relationen kommer kritiken och nedvärderingen.

→ »Uppfostrar« sin partner i vad hon eller han ska tycka, känna och göra genom att bestraffa oönskat beteende och belöna önskat beteende.

→ Är ofta negativt inställd till partnerns närstående.

→ Är svartsjuk och kontrollerande, vill isolera sin partner.

→ Kräver sin partners fulla uppmärksamhet och vill ha ensamrätt på den.

→ Är känslomässigt omogen, fryser ut sin partner istället för att kommunicera sina behov.

→ Är mer intresserad av att få igenom sin vilja än att partnern ska må bra.

→ Använder partnerns ömma punkter för att komma åt henne eller honom i olika frågor.

→ Tänjer successivt på gränserna i relationen.

→ Förväntar sig att partnern ska agera tankeläsare och uppfylla outtalade önskemål.

→ Anser sig ha ensamrätt på att tycka, tänka och känna i relationen.

→ Sätter upp spelregler för sin partner men anser inte att dessa gäller honom eller henne.

Kännetecken för en destruktiv relation

Du som stöttar någon annan kan...

...lyssna efter:
- → Personen kommer med ursäkter för att ni inte kan ses. Plötsligt har det blivit väldigt svårt att följa med kollegorna ut på en after work, gå på gymmet, ses på en fika, komma iväg på terapin och så vidare.
- → Personen pratar mer om sin partner och vad denne tycker, känner och vill och inget eller väldigt lite om vad hon eller han själv tänker.
- → Personen har börjat prata nedsättande om sig själv. Hon eller han tycks känna sig värdelös.
- → Personen ursäktar ständigt sin partners dåliga beteende och har en förklaring till allt som sker i relationen.

...vara uppmärksam på:
- → Personen drar sig alltmer undan från omvärlden och har tystnat eller slutat dela med sig av saker som händer.
- → Personen levererar enstaviga svar på frågor och känns frånvarande.
- → Personen isolerar sig alltmer med sin partner.
- → Saker som personen tidigare har tyckt om att göra verkar ha tappat sin mening för henne eller honom.
- → Personen verkar rädd för sin partner och dennes humör.
- → Personen blir en mer dämpad version av sig själv när partnern är närvarande.
- → Personen har förändrat sitt beteende och sitt utseende sedan partnern gjorde inträde i hennes eller hans liv.
- → Personen verkar ständigt jagad av något. Hon eller han har alltid bråttom hem.
- → Personen går ofta undan och ringer sin partner när ni ses.

...känna:
- → Frustration över personens oförmåga att stå upp för sig själv.
- → Ilska över personens undfallande beteende.
- → Sorg över att bli bortvald. Personen kan vara så upptagen av sin part-

ner och att lösa problem i sin relation att det inte finns utrymme för något annat.

→ Förvirring över personens inkonsekventa beteende. Du kan känna dig osäker på om du själv har gjort något fel eller om du misstolkar saker.

→ Att personen döljer något för dig.

→ Att personen du stöttar kan framstå som naiv och aningslös.

→ Att du inte ser vad hon eller han ser hos sin partner.

→ Att du tycker att den här relationen kommer med ett alldeles för högt pris.

→ Att personen lägger ett alldeles för stort fokus på partnern.

Identifiera hinder för att lämna

Olika känslor kan ligga i vägen för att bryta upp från den destruktiva relationen.

Det kan till exempel handla om:
- Kärlek
- Medlidande
- Rädsla
- Beroende
- Hoppet om förändring
- Skuld och skam
- Behovet av att förstå

Kärlek

Med kärlek som barriär kan…

…du som är i relationen:
→ Känna att det bitvis må vara smärtsamt men att du älskar din partner så högt att du tycker att det är värt priset.
→ Känna att du är den enda som förstår din partners sanna jag.
→ Vara övertygad om att du omöjligt kan uppleva en sådan stark passion eller kärlek med någon annan än din partner.
→ Tänka att din kärlek kan läka partners misstro och dåliga självkänsla.

…du som stöttar uppleva att:
→ Personen pratar om sin partner som den stora kärleken och den enda rätta.
→ Personen tycker att kärleken är värd det höga pris som kommer med relationen.
→ Personen tror att den problematiska sidan av partnern går att blidka eller »tämja« genom att ge mer kärlek.

Medlidande

Med medlidande som barriär kan...

...du som är i relationen:
- → Känna att du vet och förstår varför partnern beter sig illa.
- → Tolerera övertramp från din partner som du aldrig skulle göra om det gällde någon annan.
- → Ömma för din partner.

...du som stöttar uppleva att:
- → Personen ursäktar partnerns dåliga beteende med hänvisning till dennes trasiga förflutna.
- → Personen blandar ihop känslor av medlidande med kärlek.
- → Personen tolererar övertramp med hänvisning till att hon eller han förstår varför övertrampen begås.
- → Personen tror att partnern kan läka genom att överösas med omsorger.

Rädsla

Med rädsla som barriär kan..

...du som är i relationen:
- → Känna att du inte längre har kontakt med dina egna känslor och upplevelser.
- → Känna att du inte vågar ta egna beslut av rädsla för partnerns reaktion.
- → Uppleva att den rädsla du känner styr allt eller mycket i tillvaron.
- → Spendera mycket tid åt att oroa dig och grubbla.

...du som stöttar uppleva att:
- → Personen tystnar när partnern är i närheten.
- → Personen uttrycker rädsla för att gå emot sin partners vilja.
- → Personen undviker att svara eller ringa dig när partnern är i närheten.
- → Det inte går att prata om en förändring utan att personen tar upp »tänk om-scenarion« där det värsta tänkbara händer.
- → Personens kroppsspråk och beteende säger dig att det finns en rädsla för partnern. När partnern är nära kan personen till exempel slå ned blicken och börja tala lågmält eller tystna.
- → Personen undviker att prata med människor av det andra könet för att undvika den kontrollerande personens vrede. I förlängningen kan personen undvika att omge sig av andra människor överhuvudtaget.

Beroende

Med beroende som barriär kan...

...du som är i relationen:
→ Känna att du ständigt är på jakt efter harmonin eller lyckan.
→ Du pendla mellan att vara rusig av kärlek och djupt olycklig av detsamma.
→ Känna att det enda som betyder något är att kärleken med din partner håller.
→ Att partnern är den ende rätta. Det är han eller hon eller ingen.
→ Känna att du är beredd att offra mycket för att få uppleva kärlek från din partner.

...du som stöttar uppleva att:
→ Personen ältar sin partner. Vad partnern tycker, tänker och känner är ständigt närvarande i era konversationer.
→ Personen har väldigt svårt att hålla fokus på något annat än sin partner.
→ Partnerns missnöje och ogillande väcker starka obehagskänslor hos personen.
→ Personen inte har tid för andra relationer än den till sin partner.
→ Personen bara är harmonisk när relationen med partnern är någorlunda bra.
→ Personen ofta är uppjagad och stressad.
→ Personen sällan eller aldrig gör saker för egen skull.

Hoppet om förändring

Med hoppet om förändring som barriär kan…

…du som är i relationen:
→ Tänka att en förändring möjlig om du bara hittar nyckeln till det som felar.
→ Känna att orsaken till att din partner beter sig illa handlar om ett missförstånd er emellan.
→ Vara övertygad om att problemen i relationen kan lösas om din partner får nya verktyg att hantera sina tankar och känslor.
→ Känna att du har satsat så mycket tid och energi på projektet »er relation« att det skulle vara en enorm förlust att släppa taget. Du måste kämpa lite till!

…du som stöttar uppleva att:
→ Personen ältar problemen i relationen och hur saker kunde vara om det inte vore för X eller Y.
→ Personen tar över partnerns ansvar och söker hjälp åt honom eller henne. Personen gör allt för att komma tillrätta med de problem som uppstår i relationen.
→ Personen tar på sig rollen att ställa allt tillrätta när situationer i relationen uppstår.
→ Det mesta av personens tid går till att lösa problem i relationen.

Skuld och skam

Med skuld och skam som barriär kan...

...du som är i relationen:
- → Tänka att du har dig själv att skylla för att du blir illa behandlad.
- → Tänka att partnern må ha uppenbara problem men att du själv också bär ett stort ansvar för hur ni har det.
- → Skämmas över hur du blir behandlad och känna en ovilja att berätta om det för någon.

...du som stöttar uppleva att:
- → Personen bagatelliserar uppkomna situationer i relationen.
- → Personen svarar undvikande eller inte alls när du frågar hur det är.
- → Personen tar på sig skulden för situationer som uppstår i relationen.
- → Personen förmodligen bara berättar en liten del av det som pågår i relationen.
- → Personen drar sig undan från omvärlden.

Behovet av att förstå

Med behovet av att förstå som barriär kan...

...du som är i relationen:
→ Känna att du omöjligt kan förstå hur någon som kan vara så kärleksfull i ena stunden kan vara så kall i nästa. Det måste finnas en förklaring till partnerns beteende.
→ Uppleva att du ägnar mycket tid åt att analysera partnerns beteende.

...du som stöttar uppleva att:
→ Personen ältar problem i relationen och sin partnerns tillkortakommanden. Hon eller han ägnar mycket tid och energi åt att fundera på vad som orsakar problemen.
→ Personen har väldigt svårt att fokusera på annat än att hitta svar på varför hon eller han blir illa behandlad i relationen

Resurser

Här kan du få hjälp och stöd

> **Polisen. Ring 112** eller besök en polisstation vid akuta situationer.
> **Ring 114 14** vid hotfulla men inte akuta situationer.

Brottsofferguiden. Ger dig som blivit utsatt för brott en överblick över vad som kan vara aktuellt i din givna situation. Webbplatsen drivs av Brottsoffermyndigheten. https://www.brottsofferguiden.se

Jourverksamheter. Genom att söka på nätet efter jourverksamheter i din hemkommun kan du hitta stöd och hjälp. Stödet är gratis och du har rätt att vara anonym hos exempelvis kvinnojourer. Även anhöriga och vänner kan kontakta jourverksamheter för att få råd och stöd.

Några länkar:
https://www.roks.se
https://www.unizonjourer.se
https://www.rfsl.se/verksamhet/stod/
https://mfj.se
https://killar.se

Kvinnofridslinjen. En nationell stödtelefon för personer (även män) som blivit utsatta för våld. Anhöriga och vänner är också välkomna att ringa. Telefonlinjen är öppen dygnet runt. Samtalen är gratis och syns inte på telefonräkningen. Tolk kan sättas in vid behov. **Tel: 020-50 50 50.** www.kvinnofridslinjen.se

Socialtjänsten. Socialen eller »soc« i din hemkommun kan förmedla kontakt med verksamheter som ger stöd till våldsutsatta eller personer som utövar våld. Till socialtjänsten vänder man sig också för att göra orosanmälan för barn. Socialtjänsten bär ansvar för att barn och ungdomar som befinner sig i svåra situationer får det stöd och den hjälp de behöver. Vid en orosanmälan är socialtjänsten skyldig att utreda barnets situation. Vid familjerätten hos stadsdelsförvaltningen man få hjälp att komma överens i frågor som rör vårdnad, boende och umgänge. Man kan även gå på samarbetssamtal hos dem i syfte att hitta former för att samarbeta kring barnen. Hos familjerätten kan man få hjälp med att träffa avtal om vårdnad boende och umgänge, dessa avtal är juridiskt bindande. Att få stöd hos familjerätten bygger på frivillighet hos föräldrarna varför en rättslig process behövs om det är omöjligt för föräldrar att hitta en lösning för sitt barns vårdnad, boende eller umgänge. Stadsdelsförvaltningen gör då, på uppdrag av domstolen, en utredning om vårdnad, boende och umgänge.

Verksamheter för barn och ungdom. Barn och ungdomar som bevittnat våld eller utsatts för våld i hemmet kan ringa till Bris – Barnens rätt i samhället, för att få hjälp och stöd. De som arbetar på Bris har tystnadsplikt, barnet får vara anonymt. Samtalet är gratis och syns inte på telefonräkningen. Man kan också maila eller chatta med Bris. **Tel: 116 111.** https://www.bris.se

Andra länkar:
https://minarattigheter.se
https://ungarelationer.se

Källor och inspiration för fortsatt läsning

Böcker:

Ahangaran, Reyhaneh. (2020) *Känsloboken*. Stockholm: B. Wahlströms Bokförlag.

Ahlund, Åsa. Bivner, Lena. (2019). *En halv man*. Stockholm: Ordberoende förlag.

Bivner, Lena. (2018). *Helvetet jag kallade kärlek*. Stockholm: Ordberoende förlag.

Holmberg, Carin. Enander, Viveka. (2011). *Varför går hon? Om misshandlade kvinnors uppbrottsprocesser*. Göteborg: Kabusa förlag.

Hotchkis, Sandy. (2002). *Why is it always about you? The seven deadly sins of narcissism*. New York: Free press.

Johansson, Pia. Carsall, Anna. (2019). *För ditt eget bästa*. Stockholm: Ordberoende förlag.

Lundberg, Alicia. (2020). *Perfekt på ytan defekt inuti: Hantera vardag och familjeliv med en narcissist*. Stockholm: Egia Förlag.

Nordlander, Karin. Newnham, Linda. (2017). *You go girl: att våga lämna kränkande kärleksrelationer*. Stockholm: Lava förlag.

Ortiz, Liria. (2020). *Motiverande samtal i arbete med våld i nära relationer*. Stockholm: Gothia Fortbildning AB.

Roos, Ingalill. (2006). *Energitjuvar: I familjen, i relationen och på jobbet*. Stockholm: Bokförlaget Forum.

Roos, Ingalill. (2008). *Kärlekens energi: Om mogna och omogna relationer*. Stockholm: Bokförlaget Forum.

Rusz, Eva. (2017). *Relationspsykopater: om farlig och förförisk kärlek.* Stockholm: Bladh by Bladh AB.

Skowronska, Martina. (2021). *Genomskåda narcissisten.* Stockholm: Ekerlids förlag.

Söderlund, Ann. Lundell Sanna (2015). *Djävulsdansen – Bli fri från medberoende.* Stockholm: Bladh by Bladh AB.

Walter, Frida. (2021). *Nu går jag, handbok för dig som ska lämna en destruktiv relation.* Lerum: Visto förlag.

Artiklar:

Dziewa Amandine. Glowacz Fabienne. 2022. *Journal of Family Violence* 37: 643-656.

Frasier Y. Pamela. Slatt Lisa. Kowlowitz Vicki. Glowa T. Patricia. (2001). Patience Education and Counseling 43: 211-217.

Wade, Allan. (2014) Att tala om motstånd – Från hjälplöst offer till aktivt subjekt: Tre artiklar om responsbaserat arbete. Göteborg: Göteborgs Stad, Länsstyrelsen Västra Götalands län & Unizon.

Rapporter:

Nationellt centrum för kvinnofrid, NCK och Uppsala universitet (2014). Våld och hälsa – En befolkningsundersökning om kvinnors och mäns våldsutsatthet samt kopplingen till hälsa. https://kunskapsbanken.nck.uu.se/nckkb/nck/publik/fil/visa/418/NCK-rapport_prevalens_Vald_och_halsa_www.pdf (2022-10-20)

Brottsförebyggande Rådet, BRÅ (2014) Brott i nära relationer, en nationell kartläggning. https://bra.se/download/18.9eaaede145606cc8651ff/139901 5861526/2014_8_Brott_i_nara_relationer.pdf (2022-10-21)

Hemsidor:

Socialstyrelsen (u.å.) https://www.socialstyrelsen.se/kunskapsstod-och-regler /omraden/vald-och-brott/vald-i-nara-relationer/ (2022-10-19)
Brottsförebyggande rådet, Brå (u.å.) https://bra.se/statistik/statistik-utifran-brottstyper/mord-och-drap.html (2022-10-20)

https://bra.se/statistik/statistik-utifran-brottstyper/vald-i-nara-relationer. html (2022-10-21)

Övrigt:

Regeringen (2015)
https://www.regeringen.se/49c72e/contentassets/738becd6961e4a3d8d 986c00b8c8bc9e/nationell-strategi-mot-mans-vald-mot-kvinnor-och-hedersrelaterat-vald-och-fortryck-sou_2015_55.pdf 2022-10-21